PSICODRAMA

Dados Internacionais de Catalogação na Publicação (CIP)
(Câmara Brasileira do Livro, SP, Brasil)

Psicodrama : Ciência e arte / Júlia Maria Casulari Motta e Luís Falivene Alves (orgs.). — São Paulo : Ágora, 2011.

Vários autores.
Bibliografia.
ISBN 978-85-7183-081-3

1. Psicodrama 2. Sociodrama I. Motta, Júlia Maria Casulari. II. Alves, Luís Falivene.

11-04164 CDD-616.891523
NLM-WM 430

Índice para catálogo sistemático:

1. Psicodrama : Ciência e arte 616.891523

PSICODRAMA

CIÊNCIA E ARTE

JÚLIA MARIA CASULARI MOTTA E LUÍS FALIVENE ALVES

(ORGS.)

Agenor Vieira de Moraes Neto • Bernadete Castro • Devanir Merengué
Fernando Cordovio • Jamil Aidar • Júlia Maria Casulari Motta • Liliana Lima
Luís Falivene Alves • Luiz Contro • Maria do Carmo E. Mazzotta
Maria Ester Rodrigues Esteves • Miriam Tassinari • Moysés Aguiar • Norma Sílvia T. Lima

EDITORA
ÁGORA

PSICODRAMA
Ciência e arte

Editora executiva: **Soraia Bini Cury**
Editora assistente: **Salete Del Guerra**
Capa: **Rawiski Comunicação**
Projeto gráfico e diagramação: **Acqua Estúdio Gráfico**
Impressão: **Sumago Gráfica Editorial**

Editora Ágora
Departamento editorial
Rua Itapicuru, 613 — 7º andar
05006-000 — São Paulo — SP
Fone: (11) 3872-3322
Fax: (11) 3872-7476
http://www.editoraagora.com.br
e-mail: agora@editoraagora.com.br

Atendimento ao consumidor
Summus Editorial
Fone: (11) 3865-9890

Vendas por atacado
Fone: (11) 3873-8638
Fax: (11) 3873-7085
e-mail: vendas@summus.com.br

Impresso no Brasil

SUMÁRIO

PREFÁCIO

José Carlos Landini

Apresentar este livro requer falar primeiro sobre o Instituto de Psicodrama e Psicoterapia de Grupo de Campinas (IPPGC), fundado em 1976. Essa escola nasceu do desejo de um grupo de profissionais de diferentes áreas de atuação e do meu sonho como psicodramatista de contribuir para a expansão do movimento moreniano então recém-organizado no país.

Sua primeira casa foi meu consultório, que em alguns horários funcionava como escola de psicodrama. Depois, foi crescendo e tornou-se um instituto – sem fins lucrativos e, portanto, sem um "dono".

Hoje, com alegria gerada pelo sentimento de vitória, apresento este livro gestado e realizado pelo corpo docente do Instituto. Justamente quando o IPPGC completa 35 anos de fundação.

Psicodrama – Ciência e arte vem preencher uma lacuna na vasta literatura psicodramática. Aborda pontos centrais, tanto da teoria quanto da prática, com relação ao psicodrama como método de pesquisa que reúne ciência e arte. Arte, quando na "busca da verdade por meio da ação". Ciência, como método não replicável, pois é pesquisa qualitativa. Este é passível de ser analisado, estudado, na sua capacidade de produzir conhecimentos com base nas intersubjetividades dos grupos, em ação. Como produtor de verdades, de conhecimentos, é um instrumento político de cidadania.

Entregamos à sociedade brasileira esta obra relevante, como uma contribuição à construção da Revolução Criadora proposta por J. L. Moreno, como o vir a ser de um mundo melhor.

APRESENTAÇÃO

Júlia Maria Casulari Motta e Luís Falivene Alves

Nós do IPPGC estamos a completar 35 anos de uma instituição que, em sua missão de divulgar, difundir, aprender, ensinar e atuar o psicodrama, muito tem contribuído para o movimento psicodramático. Nosso corpo docente sempre buscou sua coerência pedagógica assimilando semelhanças e diferenças próprias do desenvolvimento pessoal de seus integrantes, estimulando a participação significativa na produção científica do psicodrama. Muitos de nossos escritos têm sido publicados em revistas especializadas ou em livros. Faltava um de coautoria exclusiva dos nossos professores que pudesse representar um momento significativo da nossa instituição. Esse momento chegou quando, em 2008, firmamos parceria com a Pontifícia Universidade Católica de Goiás (PUCG) para a construção conjunta do curso de especialização em sociopsicodrama, com reconhecimento pelo Ministério da Educação e Cultura (MEC).

Psicodrama – Ciência e arte é a realização desse sonho, significativo para este grupo de professores, visto que estudar, refletir, escrever, produzir em grupo é uma das façanhas morenianas mais desejadas. Um livro dedicado ao IPPGC, nosso centro de referência, matriz de formação, de constituição de vínculos afetivos e associativos, de crescimento profissional, de incremento à ciência e à arte do psicodrama.

Por que esse tema? Como chegamos à definição do campo de ação que resultou nos capítulos desta publicação? Precisávamos de margens, de uma linha que nos desse unidade suficiente para compor um livro, para que as partes, quando juntas, fizessem sentido, criando uma coletânea.

Queríamos e, ao mesmo tempo, rejeitávamos a ideia de que para fazer parceria com a universidade deveríamos voltar a estudar aquilo em que já éramos professores havia tantos anos. A realidade nos mostrava que alguns já tinham especialização reconhecida; outros, mestrado e doutorado. Vencidas as resistências, reunimos os esforços para a criação de um curso de capacitação para os professores que não possuíam titulação, mas notório saber. Já no projeto constava que os trabalhos de conclusão de curso seriam transformados em livro. Desse desafio extra que lançamos, nasceu o incentivo para executar aquela tarefa imposta – mas agora de forma prazerosa.

Pesquisamos interesses em comum, campo de busca de conhecimento que criasse uma rede de vinculações entre todos. Chegamos ao tema da interseção entre ciência e arte no psicodrama. *Será possível o psicodrama fazer ciência e arte numa mesma ação dramática?* Essa passou a ser a pergunta básica como linha de unidade dos trabalhos de pesquisa, tanto teóricos quanto práticos. O livro *Psicodrama – Ciência e arte* nasceu dessa inquietação comum ao grupo de autores.

Os textos estão organizados em duas vertentes:

- Contribuições em aspectos teóricos do psicodrama: ciência e arte. Nessa seção estão reunidos sete trabalhos que abordam novos conceitos, revisam conceitos já conhecidos e, também, trazem propostas de reflexão sobre o método e as metodologias sociopsicodramáticas.
- Contribuições da prática da pesquisa sociopsicodramática dentro da vertente psicodramática: ciência e arte. Nessa seção estão incluídos sete trabalhos que abrangem variados grupos de sujeitos e temas, exibindo toda a versatilidade e aplicabilidade do método sociopsicodramático aos temas sociais da atualidade.

Entregamos esta contribuição ao aprimoramento da socionomia e esperamos que estimule muitos interlocutores. Sabemos que não estamos sozinhos no empenho em construir o campo de saberes e poderes do psicodrama. Acreditamos que esse esforço traduz um movimento de cidadania, de participação política nas transformações sociais. Consideramos este livro, como todos os trabalhos já publicados, mais uma contribuição brasileira ao crescimento da socionomia.

PARTE I AS CONTRIBUIÇÕES TEÓRICAS PARA A PESQUISA SOCIOPSICODRAMÁTICA

Esta seção traz propostas teóricas para o psicodrama por meio de textos que pretendem incentivar reflexões sobre diversos temas relevantes. Busca a construção de uma resposta à questão básica que conecta todos os trabalhos: *será possível o psicodrama fazer ciência e arte numa mesma ação*?

Sabemos que o tema é amplo, contém muitas possibilidades de respostas e alternativas, é aberto à discussão, estimulando novas produções. Para motivar a leitura dos capítulos, escolhemos fazer uma pequena sinopse de seu conteúdo.

No primeiro texto, "Personagem relacional: um novo conceito", Falivene Alves tece uma ampla reflexão sobre o conceito de personagem relacional – termo criado pelo autor –, buscando ampliar na teoria psicodramática o conceito de personagem. É ele quem nos diz que "todo ato sociopsicodramático é por si uma pesquisa qualitativa – o diretor psicodramático instala um espaço de observação participante e adentra um campo de indagações e avaliações que se propõe a desvendar o conglomerado de papéis que configuram a personagem relacional". O que é, então, personagem relacional?

Em seguida, o fio das pesquisas aporta no artigo "O espaço cênico no psicodrama", em que Agenor Moraes revisita Deleuze e Guattari, buscando um diálogo com Moreno para conceituar espaço cênico. Defende que "as palavras territorialidade e desterritorialidade, além da palavra reterritorialização, podem ser compreendidas num sentido muito amplo, e ser de grande valia quando se pensa em espaço cênico". Qual, então, a proposta do autor para espaço cênico no psicodrama?

Passamos então a refletir sobre "Psicodrama, inclusão e singularidade". Nesse capítulo, Norma Lima destaca que "a dramatização socializa o particular, criando a possibilidade de compartilhamento e múltiplas identificações, por meio da criação coletiva, bem como produzindo novos entendimentos e encaminhamentos". Estará aqui a riqueza da metodologia psicodramática como importante recurso de inclusão?

Ampliando a pesquisa, Luiz Contro escolhe trabalhar com "Diálogos entre campos disciplinares: psicodrama e análise institucional", oferecendo repertório para refletir sobre a pertinência ou não de complementaridades entre essas disciplinas. Retoma o conceito de conserva cultural mostrando-nos que "considerar a noção de conserva cultural restrita à fase do produto – nas suas diversas acepções – acabado e cristalizado" reduz o conceito, que poderia traduzir uma ação mais viva. Aqui, o que é conserva cultural? Que critérios podem nos guiar para esclarecer se há um território fértil ou inóspito entre determinadas epistemologias?

A seguir, Moysés Aguiar lança luz sobre o tema "Psicodrama: ética, estética e terapêutica" no campo sociopsicodramático e defende "a ética como um ramo particular da estética. Ou seja, os valores que informam nosso comportamento, nossa atuação perante o semelhante, se constroem sob a égide do belo". Aqui perguntamos: como ver essa proposta do autor nas diferentes metodologias sociopsicodramáticas?

Mas, como as investigações continuam, olhamos agora para "Poderes, papéis e gênero", com Devanir Merengué focando a discussão sobre a possibilidade de criação de novos papéis sociais, tendo como sujeitos da pesquisa a travesti e a/o transexual. Visa conhecer "como os papéis tomam o formato do corpo, seu desempenho", afirmando que "travestis e transexuais são autores de seus corpos, na medida em que os constroem". Podemos perguntar: o que esses sujeitos podem ensinar sobre a produção de papéis sociais nas culturas atuais?

O sétimo capítulo teórico é "Estado da arte na ação dramática". Aqui, Júlia Motta apresenta a ideia de que, quando no contexto dramático acontece a subjetivação de arte/ciência, ética/estética, saber/poder, criam-se as condições para que o estado da arte aconteça, e propõe que esse conceito traduz "o nível mais alto conquistado no desenvolvimento de uma pesquisa sociopsicodramática, em um tempo definido". Mas como a autora define a construção, em cena, do *estado da arte*?

1 PERSONAGEM RELACIONAL: UM NOVO CONCEITO[1]

LUÍS FALIVENE ALVES

Ao conceituar o protagonista do psicodrama como a "personagem, no desempenho de um papel, que surge no contexto dramático, representando as relações estabelecidas entre os membros do grupo (incluindo a unidade funcional) e entre contexto grupal e social" (Falivene Alves, 1994 e 1999), meu foco foi exatamente mostrar que a nossa intervenção psicodramática se faz sobre a figura da personagem, com a consequente repercussão sobre a figura do(s) autor(es) do drama encenado. Localizar a personagem no contexto dramático remeteu-me ao contexto social e à verificação, em meus clientes, de um padrão vivencial, de uma estratégia relacional, que correspondia ao que denominei *personagem relacional*, permitindo algumas incursões teóricas, já presentes em meus trabalhos elaborados para os congressos de psicodrama: brasileiro de 1996 e ibero-americano de 1999 (Falivene Alves, 1998 e 2001). No XV Congresso Brasileiro de Psicodrama, em 2006, apresentei o escrito psicodramático "A personagem relacional" (Falivene Alves, 2007, p. 119-25), precursor deste trabalho. Em relação à teorização sobre personagem, vale ressaltar os excelentes aportes de Calvente (2002) e Perazzo (2010).

No contexto dramático, podemos conceituar *personagem como a representação teatral de uma figura humana, de um sentimento, de uma emoção, de uma divindade, de um objeto etc.* Costumamos ver atores representando uma pessoa ou um animal, a raiva ou o medo, um mito ou um deus, um quadro ou um livro, que como personagens podem sentir, falar, agir, interagir. No psicodrama, são frequentes as cenas em que se concretiza uma sensação, um sentimento, transformando-os em uma personagem, possibilitando assim

1. Este capítulo é uma condensação do TCC: "A personagem relacional: uma sociopsicodinâmica como foco de intervenção psicodramática", apresentado no curso de especialista em supervisão e didática psicodramática UCG-IPPGC, Campinas, 2009.

a intervenção das técnicas psicodramáticas: entrevistar, promover uma inversão ou um confronto com o protagonista, convertê-la em outra personagem metafórica.

No contexto social, podemos também conceituar *personagem como a representação social do indivíduo*. Popularmente, diz-se que uma pessoa tem personalidade quando ela se apresenta como uma personagem marcante, identificatória, reconhecível como própria daquela pessoa. É essa personagem que vai desempenhar os papéis e contrapapéis necessários à vida social.

Necessário se faz distinguir papéis de personagem. Embora sejam conceitos bem definidos, têm sido usados com certa imprecisão, com alguma frequência, em comunicações escritas ou orais. Personagem e papéis estão implicados entre si, já que as personagens atuam por meio de papéis e estes, por sua vez, só adquirem especificidade quando advindos de uma personagem.

A dinâmica ego-personagem-papéis

Com a finalidade de alicerçar a tese que passo a defender, me permito usar um conceito ampliado de ego, que contenha um ego relacional, um ego observador e um ego criativo, incluindo a função psíquica de organização. Ao nascermos, já somos dotados de um ego incipiente, primordial, com capacidade potencial de progressivamente, por meio de seu percurso vivencial, estabelecer correlações entre mundo interno e mundo externo.

Se, como uma hipótese moreniana (Moreno, 1975, p. 25), os papéis são os precursores na formação do ego, devemos destacar que, inicialmente, será por meio dos contrapapéis que a criança estabelecerá suas primeiras relações com o mundo. O bebê nasce incapaz de sobreviver por si só. É extremamente dependente de cuidadores. Os primeiros a se apresentar – mãe, pai, avós, tios, babás – oferecem seus cuidados, suas atenções, seus amores. Ao oferecer seus papéis, solicitam e nomeiam os contrapapéis desejados – meu filho, minha netinha, fofura da titia –, assim como as expectativas para esses papéis: mamar sossegado, comer toda a papinha, não chorar muito, dormir e outras que se seguem, conforme o desenvolvimento da criança.

No exercício repetido desses contrapapéis, o aparato anatômico sensorial passa a construir um ego, uma singularidade, e, progressivamente, na medida em que se percebe em suas vinculações relacionais mais estáveis, passa a exteriorizar seus papéis e a demandar seus correspondentes papéis complementários. Ou seja: se no início era a mãe que procurava o filho para amamentá-lo, trocar suas fraldas, acalentá-lo, se eram os adultos que sentiam vontade de colocar a criança no colo ou dar-lhe banho, com o passar das semanas, dos meses, será a criança que, ao sentir fome, frio ou isolamento, irá manifestar-se em busca de um cuidador. Ao reconhecer o outro, ela irá clamar por contrapapéis a ser exercidos por ele. Se estiver com fome, com frio, com dor, já saberá de quem virá o atendimento às suas necessidades. Também já percebeu que nesses contatos está sendo nomeada como filho(a), como neto(a), como irmã(o), e os que a cercam se designam como mamãe, papai, vovó, titia etc. Vai tendo a sensação de que é ela mesma que recebe várias nominações, que é dela e para ela que surgem várias demandas. É ela mesma o filho, o neto, o sobrinho, o irmão. Assim vai se estruturando a noção de ego.

Com a melhor delimitação das áreas cerebrais, com o desenvolvimento da parte motora e sensitiva, a criança passa a explorar o próprio corpo, o espaço, os objetos, as pessoas, construindo a noção de próximo e distante, de consistência, de sólido e líquido, de quente e frio, de prazer e dor, de agradável e desagradável, de continente e conteúdo. Essas demarcações vão permitindo a diferenciação entre fantasia e realidade, e o ego se vê cada vez mais capacitado a estabelecer conjunções ou disjunções entre essas instâncias. Uma das possibilidades de organização e conciliação entre essas funções do imaginário e da realidade passa a ser a construção de personagens.

Uma criança vai se modelando para ser o(a) filho(a) de um José e de uma Maria, irmã(o) de um Antônio, mas também pode vestir-se com a roupa do Batman, identificar-se com ele. Dá-se conta de que é mais do que um membro da família, também é um super-herói. Poderá querer ir a uma pizzaria vestida com uma fantasia de Super-Homem e, por algum tempo, sentir-se como tal nesse ambiente, mas sabe, também, que para ir à escola só poderá usar o uniforme de aluno. Filho-aluno-colega constitui um aglomerado de papéis que pode caracterizar uma de suas personagens, e super-herói-colega-amigo pode caracterizar outra. Aprenderá que pode construir personagens com as quais se apresentar para a sua convivência social, aprenderá também a permissão e a adequação para a exteriorização delas.

Todos nós assumimos uma personagem que é a nossa representação social, concepção de um ego total, dinâmico, criativo, não conservado. Eu a denomino *personagem relacional*. Observo que destaco o *relacional* para diferenciá-la de outras possibilidades de personagens que podem se apresentar numa atividade lúdica ou teatral. Por sua vez, os papéis, por seu desempenho, suas complementaridades ou não, seus sucessos e fracassos, continuarão a influenciar a configuração do ego e a ser por ele arquitetados por meio dessa personagem relacional.

Uma pessoa com boa estruturação de identidade tem sua personagem relacional dinâmica, sofrendo transformações decorrentes de suas experiências vitais, de seu amadurecimento. Essa personagem se transforma ao longo da vida, mas traz em si a caracterização que permite ser reconhecida e se reconhecer. A personagem relacional é a versão relacional de sua identidade.

Há situações especiais em que a personagem relacional pode sofrer mudanças abruptas, como acontece no caso de muitas doenças psiquiátricas, de vítimas traumatizadas (sequestro, estupro, assalto, doenças, perdas significativas), de pessoas submetidas a rápidas mudanças de *status* socioeconômico (artistas, atletas, novos-ricos, novos-pobres, aposentados, desempregados etc.) ou a bruscas alterações corporais, incluindo as que acompanham as rápidas transformações da adolescência. Observamos, do mesmo modo, pessoas que lançam mão de diversas personagens relacionais durante seu percurso de vida: é o caso das chamadas personalidades instáveis, das psicopáticas, dos falsos-*self* e outras do âmbito da psicopatologia.

Alguns indivíduos, na busca de inserção sociométrica ou de sobrevivência relacional, por terem encontrado um formato para sua inclusão social e com isso obtido algum sucesso, ou por se sentirem protegidos de algum sofrimento, bloqueiam qualquer estímulo ou demanda por mudanças. Acreditam que esse é seu único jeito de ser, descartam a possibilidade de transformações. A personagem relacional se manterá conservada e se confundirá com o próprio Eu. Lembremos um correlato no teatro: alguns atores referem que, quando representam determinadas personagens por um longo tempo, correm o risco de confundi-las com sua própria identidade. Embora tenha essa justificativa protetora, a conserva da personagem relacional acaba por acarretar desconforto, sensação de estagnação, vazio existencial, que ficarão mais bem relatados por meio de casos clínicos.

A personagem relacional, conservada ou dinâmica, dará um padrão a todos os papéis desempenhados; vai direcionar, prover, nutrir todos os pedículos do feixe de papéis. Se pensarmos que essa personagem passa a representar o Eu, podemos então considerar que é ela que matiza e identifica todos os papéis com um determinado padrão relacional, nas diversas situações, em vários tempos.

Da mesma forma pela qual, devido à sua cor, a seu tamanho e sabor, identificamos vários bagos de uva como pertencentes a certo cacho e como frutos de determinada videira, também podemos reconhecer, por meio dos papéis exercitados, a caracterização da personagem relacional. A videira particulariza suas uvas, a personagem relacional singulariza seus papéis.

Personagem relacional e tele

O fenômeno tele possibilita, ainda hoje, vários questionamentos, seja em sua compreensão, seja em sua conceituação. Constituindo-se num dos fundamentos do psicodrama, foi enunciado por Moreno com sentidos nem sempre uniformes, originando dúvidas sobre sua significação.

Sem muita preocupação em elucidar o termo, Moreno denominou certos fenômenos usando vocábulos que para ele pareciam ser esclarecedores, mas, por falta de melhor aprofundamento, passaram a ser pouco valorizados na teoria psicodramática e até mesmo esquecidos. Um deles diz respeito ao que chamou de *autotele*.

Poucas vezes os livros de Moreno fizeram menção ao termo. Encontramos essas referências na avaliação de sociogramas de psicóticos, em que, investigando as relações dos pacientes consigo mesmos, descreve a estranha relação de afetividade entre um eu íntimo e um eu exterior, nomeando-as autotele, que podem ser positivas ou negativas (Moreno, 1999, p. 331). Também, ao verificar bibliografias de livros e artigos, ele considerou como autotele o fato de um autor citar a si próprio (Moreno, 1992, p. 136).

Podemos encontrar na autotele analogias com o que se denomina egossintonia e egodistonia. A diferença fica por conta de que nesses casos a confrontação se faz da pessoa para com suas crenças e valores, enquanto no caso da autotele estaria voltada para aspectos de concordância entre o eu interiorizado e o eu exteriorizado.

Tenho uma forma particular de compreender

> tele como sendo um direcionamento emocional, concomitantemente experienciado por duas ou mais pessoas, orientado no sentido de estabelecer uma conexão relacional, que prevê e antecipa a possibilidade, propicia e permeia uma vivência espontâneo-criativa e a realização de um projeto dramático. (Falivene Alves, 2006, p. 139)

Baseado nessa concepção de um processo inter-relacional, sempre me foi difícil aceitar essas ideias de autotele e, também, de tele para objetos, até mesmo pelo pouco esclarecimento encontrado nos textos psicodramáticos. Como pensar tele acontecendo com um objeto ou consigo mesmo? Não seria isso apenas um processo de atração?

Moreno não explicita o que considera ser esse eu exterior, possibilitando que se observem coincidências com o que estou chamando de personagem relacional. Consigo um melhor entendimento de autotele quando aplicado à relação entre o ego e a personagem relacional por ele constituída. Não se trata de simples atração ou afinidade de valores ou condutas, mas de uma interação que propicia a realização de um projeto sociométrico. O que temos é um ego-autor, criador, em coexistência com a criatura-personagem relacional. Uma interação que é sustentada por essa autotele: quando positiva, poderá expressar uma harmonia do indivíduo consigo próprio; quando negativa, será motivo para as sensações de cansaço de si mesmo e de sofrimento existencial.

Intervenção terapêutica

Ao considerar os papéis como os aspectos tangíveis do eu, Moreno direcionou sua teoria e prática focadas na teoria de papéis. São suas estas palavras: "Trabalhar com o 'papel' como ponto de referência parece ter mais vantagens metodológicas do que o trabalho cuja referência seja a 'personalidade' ou o 'ego'. Estes últimos são menos concretos e vêm envoltos em mistérios metapsicológicos" (Moreno, 1992, p. 178).

Sua preferência se dá no âmbito metodológico, o que o faz escolher o teatro, a dramatização, como lócus para as intervenções terapêuticas. A inversão de papéis seria sua técnica maior.

Todos nós que atuamos como terapeutas sabemos que as queixas e sofrimentos, as demandas trazidas excedem em muito àquelas advindas de uma dificuldade no desempenho de um papel. Se uma pessoa traz problemas vividos na sua relação com colegas de trabalho, ou uma estudante no convívio com suas colegas de escola, isso não quer dizer que seu comprometimento está no papel profissional ou no de estudante.

Aproveitando a experiência como terapeuta, encontro alguns exemplos que servem para ilustrar minhas reflexões, descrevendo-os no que se faz essencial, mantendo os devidos disfarces ficcionais para que se transforme em simples coincidência qualquer semelhança com fatos ou pessoas reais.

Suzana nascera de uma gestação cercada de cuidados por ser a última chance de seus pais terem filhos. Preocupação e protecionismo se estenderam durante todo seu desenvolvimento. Única filha, única neta, mimada, aceitou ser a *princesinha*, também como única possibilidade sociométrica na família. Médica há pouco tempo, trabalhando em um pronto-socorro, traz um tema para sua terapia: a dificuldade de cobrar de seus clientes e o constrangimento em comunicar a morte dos pacientes a seus familiares. Nada disso havia aprendido na faculdade. Agora, pela primeira vez, teria de apresentar seus honorários pelo acompanhamento de um doente terminal que acabara de falecer. Trouxe isso para uma sessão. Se estivéssemos numa supervisão, a opção seria por uma das modalidades de trabalho psicodramático: o *role-playing*, em que o foco está no desempenho de determinado papel. Assumir o papel, jogar, inverter, repetir a cena, treinar a espontaneidade traria benefícios para suprir sua pouca experiência com a profissão. Por estarmos em processo psicoterápico, optamos por pesquisar a ansiedade que acompanhava essa nova situação profissional. Essa ansiedade estaria sendo gerada só pela sua inexperiência, ou viria de um papel imaginário a lhe cobrar ser uma ótima médica?

No cenário psicodramático, a partir de uma cena inicial que simula a circunstância que deve enfrentar, seguem-se outras cenas associativas até que culminamos com uma ocorrida em tempos do curso básico. Está a mostrar o boletim aos seus pais, nota máxima a ganhar um elogio e um comentário: "Estamos orgulhosos com a nossa princesinha; se você fizer o mesmo no final do ano, vai ganhar uma bicicleta". Ao mesmo tempo que se sente enaltecida, cria uma condição para ser recompensada: a de ser sempre dez, não decepcionar, só recebendo se continuasse a ser a princesinha. Em suas reflexões, lembra que naquele ano foi aprovada, mas sem a nota máxima. Seus pais ficaram contentes, mas não lhe deram a bicicleta. Frustrada, não teve coragem de lhes perguntar o motivo – a resposta lhe parecia óbvia. Isso passou a ser o seu referencial: só reivindicaria se fizesse com perfeição o que dela estivessem esperando. Quando não era recompensada, ficava buscando em si alguma imperfeição. Temia qualquer crítica. Suas defesas: evitar expor-se ou ser uma severa crítica dos outros.

É essa personagem relacional, *princesinha*, que matiza seus vários papéis, a exigir *performances* vitoriosas.

Tivéssemos só utilizado o *role-playing* do papel, sem dúvida a teríamos ajudado, muito, no alívio e na solução da situação social trazida, mas correríamos o risco de estar atendendo à expectativa de nunca decepcionar, de não falhar, e com isso mais conservar aquela personagem relacional. Sua ansiedade, gerada pela inexperiência, não vinha só do papel de médica, ainda pouco desenvolvido; sua pouca espontaneidade para esse mister não vinha apenas de um papel imaginário de ser ótima médica, originava-se de sua personagem relacional, princesinha, que desembocava em quase todos os seus papéis sociais. A melhor filha, a melhor aluna, a melhor amiga, a melhor namorada, a melhor profissional, a melhor... Essa é a personagem protagônica a surgir no contexto dramático e em busca de transformação.

No trabalho sociopsicodramático, com base nas demandas trazidas, vamos preenchendo o cenário com várias personagens. Estas se fazem ativas na cena por meio do desempenho de papéis definidos por determinada situação. Por intermédio desses papéis, vão se revelando os vínculos relacionais e as consequentes configurações sociométricas. Mas quem exerce o papel, quem escolhe seus contrapapéis, quem dá o tom ou a qualidade dele, quem traz a motivação para determinado ato, quem revela o critério para suas escolhas é a personagem ali destacada. O diretor do psicodrama trabalha o tempo todo vinculado à personagem: é a ela que se dirige entrevistando, questionando, solicitando solilóquios, propondo inversões, concretizações, associações, multiplicações, metaforizações. Quando usamos a clássica técnica de troca ou inversão de papéis, na verdade estamos pedindo uma troca de personagem.

Moreno referia-se aos papéis como a parte tangível do ego, e então fica clara a ênfase dada a eles em seus escritos. Mais cuidadosamente, porém, observamos que, muitas vezes, quando fala de papéis, está falando de personagens. No desenvolver das cenas há um jogo de papéis, uma inter-relação de personagens vindas do real, ou do imaginário, ou metafóricas, propiciando a exposição da personagem psicodramática que corresponde à personagem relacional do contexto social.

Essa personagem que vai se destacando na ação dramática passa a ser alvo de investigação pelo diretor. O que a caracteriza? Em que papéis ela melhor se expressa? Que correlações podem-se estabelecer com a personagem relacional do contexto social? Esta preserva seu aspecto dinâmico ou está conservada? Se mantida assim conservada, qual seu locus e *status nascendi*? O que a justifica? Qual sua motivação sociométrica? A autotele (ego-autor e personagem construída) é positiva ou negativa?

A intervenção psicodramática se faz sobre os papéis que estão sendo desempenhados, mas com o foco de atuação sobre a personagem, pois é ela que vai responder às indagações surgidas, é ela que vai se emocionar: chorar, rir, brigar, encorajar-se, ousar, desistir, transformar. Os desvelamentos, esclarecimentos e modificações proporcionados pela ação psicodramática promoverão uma revisão nas estratégias relacionais até então adotadas.

Utilizo mais um caso clínico como apoio às minhas considerações. Rafael, sempre muito queixoso, havia procurado a terapia encaminhado por um clínico que diagnosticara uma "doença do pânico". Contava que quase sempre era acometido por doenças em ocasiões importantes para sua vida. Recentemente assumira uma função de grande responsabilidade num escritório de advocacia. Era o que mais desejara, mas aí começaram a se acentuar suas crises de ansiedade, insônia, gripes, amidalites etc. Numa das sessões de terapia revela seu excesso de preocupação com uma reunião que estava prestes a acontecer em uma grande empresa. Dias antes faria exames de sangue de rotina, mas já previra que surgiria alguma coisa para impedir seu comparecimento ao referido encontro.

Aproveito e proponho uma dramatização: ele no laboratório colhendo a amostra de sangue. Peço que ele seja o sangue e pergunto se vai revelar alguma surpresa, alguma doença. Responde: "Apenas que Rafael é fraco, mas isso ele já sabe". Continuo a indagar desde quando ele sabe disso e sugiro que dramatizemos essa cena.

Cenário: campo de futebol da escola. Personagem: Rafael com 10 anos. Cena: Rafael, com crise de asma e sangramento no nariz, precisando parar de jogar bola. Uma segunda cena: ele, em casa, ouvindo dos pais a recomendação do pediatra proibindo que ele fizesse esforços físicos. Um solilóquio da sua emoção: "Eu sou fraco, não posso me exceder, não vou mais jogar meu futebol". Em suas reflexões conta que quando criança tinha paixão pelo futebol, era dotado de habilidades, melhor que muitos de seus parceiros, e vivia imaginando-se um grande jogador. Suas crises de asma eram apavorantes, para ele e para quem o observava, era como se fosse morrer. Foi deixando de sonhar, evitando as sobrecargas físicas.

Para defender-se da morte criou a personagem relacional de *frágil, do que não suportaria esforços*. Essa personagem relacional conservada passa a influenciar todos os seus outros papéis. Como esportista, como aluno, como namorado, como profissional, como esposo, como pai. Agora, adulto, mesmo tendo crises de asma esporadicamente, apenas se permitia caminhar devagar, evitava assistir a jogos decisivos, deixava para a esposa os cuidados noturnos com os filhos, fugia das possibilidades de submeter-se a concursos. Nessa mesma sessão, para finalizá-la, proponho que utilizemos a mesma veia em que estava sendo colhido o sangue para ministrar o que lhe poderia restituir a força. Peço que se lembre de uma cena em que se viu mais forte. Recordou o dia em que, ainda criança, seu cachorro tinha sido atropelado, não conseguia andar e gemia bastante, mesmo o cão sendo muito pesado, ele carregou o animal no colo até sua casa e não teve asma. Emocionou-se com essa lembrança. Seu apego, afeto, solidariedade, responsabilidade constituíram a sua força. Dramaticamente, a injetamos em sua veia. A partir dessa dramatização, sempre que ele trazia seus medos por esforços físicos ou emocionais, eu lhe dizia: vamos precisar usar a veia ou pode ser por via oral?

Uso o acontecido nessa dramatização como uma metáfora para exemplificar o que penso sobre o trabalho psicodramático. A personagem seria o coração, e os papéis as artérias e veias que saem e chegam a esse coração, distribuindo-se por todas as partes do corpo. Determinado papel pode ser visto como se fosse uma veia da personagem que o desempenha. Podemos usar essa veia (papel) para coletar material e pesquisá-lo: o que tem a mais, o que tem a menos, o que sobra e o que falta? Saúde? Doença? Podemos usar essa mesma veia (papel) para ministrar a substância que chegará até a personagem. Ou seja, por meio dos papéis conseguimos interferir na personagem. Como dissemos anteriormente, a personagem é a representação social do indivíduo, podendo ser a construção de um ego total ou parcial. Se a personagem relacional deixar de ser dinâmica e permanecer conservada, ela se revela uma tática de sobrevivência sociométrica daquele sujeito. Pensando assim, podemos dizer que nossa estratégia numa ação sociopsicoterápica será intervir nos papéis visando abordar a personagem dramática protagônica associada à personagem relacional do contexto social e, por meio daquela, chegar à instância do ego. Ou na metáfora usada: pela veia (papéis) atingimos o coração (personagem), e por este chegamos ao cérebro (ego).

Considerações finais

Quando a criança nasce, ela já começa a ser solicitada a assumir papéis. Mesmo que não validemos a concepção de papéis psicossomáticos, o recém-nascido já é requerido a ocupar o lugar de filho, neto, irmão, sobrinho, primo, sendo estes seus primeiros papéis. Expectativas e diretrizes passam a lhe ser apresentadas no dia a dia. Ainda passiva e dependente, a criança escuta falas já bem conhecidas por todos nós que acenam mais para como se deve ser do que para como se deve fazer. Dentro da complementaridade desses primeiros papéis familiares já há um direcionamento para a configuração da sua personagem relacional, cumprindo a prescrição de valores positivos ou negativos, a influenciar esse início da história pessoal.

No correr da vida, ao assumir outros papéis sociais, outras demandas externas e internas aparecerão e promoverão uma contínua transformação da personagem relacional. Quando permeada pela espontaneidade-criatividade e inserta em contextos de liberdade sociométrica, essa personagem relacional será sentida como representação legítima de um verdadeiro eu. Quando em situações ameaçadoras de abandono, isolamento, perda de *status*, aprisionamento sociométrico, ou quando educado por *falsos egos-auxiliares* (Falivene Alves, 2001), o indivíduo poderá criar uma personagem relacional conservada, sem a possibilidade de modificá-la espontaneamente no decurso de sua vida. Essa personagem conservada assumirá ditatorialmente o controle dos papéis exercidos, impondo um padrão relacional imutável. Criada e assim mantida como única possibilidade de sobrevivência emocional e sociométrica, significará proteção, segurança e até sucesso, mas levará ao desconforto do sempre igual, da mesmice, do não transformável. O fim da vida será temido, às vezes até acelerado, como o último recurso para se livrar dessa defesa encarcerada.

O que destaco, com base em minha prática clínica, é a observação, em muitos casos, da predominância dessa personagem relacional, verdadeira central de comando dos papéis. Estes só poderão ser assumidos, liberados e exercidos dentro dessas premissas, dessa marca que garante a conservação da personagem relacional. Não precisamos invocar a ideia de transferência, não é um papel que vai determinar o formato de outro papel. O ego, como autor e produtor, cria a personagem relacional e prescreve as particularidades dos papéis a ser por ela desempenhados, coerentes e articulados com o que caracteriza e define a personagem arquitetada. O efeito cacho surge da personagem construída, os papéis estarão a serviço dela. Será ela o objeto da ação psicoterápica. Considerando que todo ato sociopsicodramático é por si só uma pesquisa qualitativa, o diretor psicodramático instala um espaço de observação participante e adentra um campo de indagações e avaliações que se propõe a desvendar o conglomerado de papéis que configuram a personagem relacional. Nas cenas psicodramáticas ela surgirá como figura protagônica, proporcionando ao cliente pesquisado um novo olhar sobre si e sobre suas relações, possibilitando que o seu autor a destitua do caráter defensivo, reativo, libertando-a para uma nova existência dinâmica, mutável, criativa.

Referências bibliográficas

CALVENTE, C. *O personagem na psicoterapia*. São Paulo: Ágora, 2002.

FALIVENE ALVES, L. "O protagonista: conceito e articulações na teoria e na prática". *Revista Brasileira de Psicodrama*, São Paulo, v. 2, n. 1, p. 49-55, 1994.

________. "A visão socionômica das motivações". *Revista Brasileira de Psicodrama*, São Paulo, v. 6, n. 1, p. 11-5, 1998.

________. "O protagonista e o tema protagônico". In: ALMEIDA, W. C. (org.). *Grupos: a proposta do psicodrama*. São Paulo: Ágora, 1999.

________. "Narcisismo: uma contribuição psicodramática para o tema". *Revista Brasileira de Psicodrama*, São Paulo, v. 9, n. 1, p. 41-6, 2001.

________. "Grupo: lócus da saúde e da doença no homem". *Revista Brasileira de Psicodrama*, São Paulo, v. 14, n. 1, p. 131-9, 2006.

________. "A personagem relacional". *Revista Brasileira de Psicodrama*, São Paulo, v. 15, n. 2, p. 119-25, 2007.

MORENO, J. L. *Psicodrama*. São Paulo: Cultrix, 1. ed., 1975.

________. *Quem sobreviverá? Fundamentos da sociometria, psicoterapia de grupo e sociodrama*. Tradução Alessandra Rodrigues de Faria, Denise Lopes Rodrigues, Marcia Amaral Kafuri. Goiânia: Dimensão, 1992. 3v.

________. *Psicoterapia de grupo e psicodrama*. Campinas: Livro Pleno, 1999.

PERAZZO, S. *Psicodrama – O forro e o avesso*. São Paulo: Ágora, 2010.

2 O ESPAÇO CÊNICO NO PSICODRAMA

Agenor Vieira de Moraes Neto

Os espaços de Moreno

O que procurava Jacob Levi Moreno nas praças de Viena, antes de formar-se médico? Apreciar as belezas e o sossego da natureza? Conhecer pessoas novas, o comportamento das crianças e estar com elas? Ou talvez fumar um cigarrinho e ficar pensando na vida? Ou ainda tomar sol e fazer uma pregação existencial de suas ideias?

Sabe-se pouco dessa sua passagem pelas praças de Viena. O que conta em sua autobiografia é que com seu grupo de amigos tinha uma intensa vida religiosa. Sozinho, reunia as crianças, suas babás e até mesmo o policiamento local para contar histórias.

Pode-se imaginar o cenário em que isso ocorria. Início do século XX, um parque próximo a um palácio, portanto muito bem cuidado. Havia árvores, uma grama deliciosa onde se deitar, um espaço para pessoas passearem e crianças brincarem, bancos rústicos para o descanso dos mais velhos e jardins compostos de flores típicas da terra. Tudo isso formando um espaço interessante e bonito, que servia de pano de fundo para as histórias do jovem Moreno, próximo dos 20 anos. Fazia suas experiências em espaço aberto, desprovidas de qualquer tipo de privacidade.

Médico, fundou em 1921 o Teatro de Improvisação, na rua Mayseder, próximo à ópera de Viena. No dia 1º de abril realizou sua primeira peça teatral ou, como afirmou, sua primeira sessão psicodramática. Desde então deu muitas denominações ao seu teatro, utilizando-se de várias metodologias – teatro do improviso, teatro do conflito, teatro da espontaneidade e teatro terapêutico.

O que o levou à sala de teatro e não ao habitat das pessoas? Será que desejava reunir-se num ambiente mais ou menos natural e controlado, onde pudesse desenvolver os aspectos teóricos e técnicos da criatividade e espontaneidade? Ou será que a descoberta da força e da sedução do teatro, ao desviá-lo da criação de uma religião, levou-o ao caminho da criação artística?

Historicamente, sabe-se que Viena era uma cidade voltada para a arte, principalmente para a música – portanto, possuía muitas salas de espetáculos. A transição dos parques para a sala de teatro provavelmente deu mais credibilidade às criações e aos sonhos de Moreno.

Explicita, ao escrever sobre o *Teatro da espontaneidade* (Moreno, 1984), a intenção de seu teatro – chamado Teatro Vienense da Espontaneidade – de provocar uma revolução nos eventos teatrais da época. Dois aspectos chamam a atenção: a participação intensa dos "espectadores" como atores e o palco como um espaço aberto, que permite a entrada de todos.

Numa das publicações de Moreno (1978, p. 323, 332), encontram-se fotos e desenhos de quatro tipos de palco ou salas de espetáculo criadas por ele durante sua vida. A primeira foto é do modelo chamado vienense, de 1924, formado por um tablado redondo no centro, cercado por degraus que dão acesso à plataforma circular, e por quatro semicírculos mais baixos, como se fossem pequenos anfiteatros, provavelmente com diversas alturas e com quatro escadas que dão acesso à plataforma maior. Não se distingue se há um espaço específico para o palco e outro para a plateia. A segunda foto é do modelo Beacon, de 1936. Construído na sua própria clínica / escola nos Estados Unidos, consistia em três níveis concêntricos e outro composto pelo balcão ou galeria. Apesar de na descrição constar uma terminologia próxima à do teatro, como palco e atores, já se observa uma característica mais próxima ao olhar clínico do que a um olhar artístico. Muitos dos profissionais que estudaram com Moreno em Beacon nesse período adotaram esse modelo em seus consultórios. A terceira foto é do chamado modelo Washington, de 1940, que recebeu a denominação de St. Elizabeths. Construído num hospital, tinha características bem próximas ao palco de Beacon. A quarta foto mostrava o modelo de Nova York, de 1942. Também bem próximo ao de Beacon, mas com um detalhe especial: havia uma sala anexa com sistema de gravação que permitia o registro das sessões.

Verificando essa trajetória, pode-se dizer que ele inicia suas experiências num ambiente absolutamente natural: a praça. Em seguida, deslocam-se para um teatro tido como convencional na época, o palco italiano, com uma divisão marcante entre palco e plateia – por causa da cortina, do nível de altura em que cada espaço se encontra e porque as ações, tidas como cênicas, só podem ocorrer no palco, um ambiente especial aparentemente protegido. Depois, passa a criar modelos de palcos ou de espaços cênicos com características especiais, como: 1) o espaço total torna-se um campo para a produção cênica; 2) o palco não tem frente nem fundo, é circular e aberto para todos os lados; 3) não existe a "boca" do palco nem a cortina, portanto nenhuma referência que marque o começo e o final de um espetáculo; 4) não existem os bastidores escondidos, todas as suas partes podem ser vistas por todos; 5) a iluminação não é direcionada apenas para o palco, mas para o espaço cênico inteiro; 6) os participantes podem transitar por todos os espaços, não há delimitações entre palco e plateia.

Os espaços dos brasileiros

O psicodrama chegou ao Brasil, mais precisamente à cidade do Rio de Janeiro, por meio do professor e sociólogo baiano Alberto Guerreiro Ramos (1915-1982). Entre 1948 e 1950, Alberto se aproximou de Abdias Nascimento, criador do *Teatro experimental negro*, e promoveu seminários sobre grupoterapia, dirigindo várias sessões de psicodrama e de sociodrama (Motta, 2008, p. 23-25).

Entre esses anos e 1970, aconteceram, de maneira esporádica, algumas manifestações psicodramáticas no Brasil, principalmente em Minas Gerais e São Paulo. Em 1971, foi fundada em Minas Gerais a Sociedade Brasileira de Psicoterapia, Dinâmica de Grupo e Psicodrama (Sobrap). Em 1976, surgiu a Federação Brasileira de Psicodrama (Febrap), iniciativa paulista, com o envolvimento de escolas de outras regiões do país.

Um pouco antes da década de 1970 chega em São Paulo o colombiano radicado na Argentina Jaime Rojas-Bermúdez, formado por Moreno. Ele acentua a raiz teatral do método com a utilização de egos-auxiliares e os treina como se fossem atores profissionais. Exclui os vários níveis do palco moreniano, que se torna apenas um tablado no centro da sala. Usa recursos como música, iluminação, máscaras e outros objetos chamados de intermediários.

O primeiro psicodrama público em São Paulo ocorreu em 1967, durante o V Congresso Latino-Americano de Psicoterapia de Grupo, no Teatro da Universidade Católica (Tuca), dirigido por Bermúdez e sua equipe de egos-auxiliares. Nos anos seguintes, realizou outros psicodramas em lugares públicos. Em todos, as salas eram adaptadas, havia o palco e o local onde ficava a plateia com os limites de cada um predeterminados.

O ano de 1970 foi um marco para o psicodrama brasileiro. O V Congresso Internacional de Psicodrama e Sociodrama e o I Congresso Internacional de Comunidade Terapêutica aconteceram em São Paulo, no Museu de Arte de São Paulo (Masp), recém-construído na época, que sofreu modificações significativas para a realização do evento, pela arquiteta Lina Bo Bardi, criadora do projeto arquitetônico do edifício. As salas foram adaptadas em forma de arena e palcos especialmente construídos para atender o grande número de participantes e à metodologia psicodramática.

Outro evento interessante ocorreu também em São Paulo, no dia 17 de abril de 1984, por iniciativa dos psicodramatistas Regina F. Monteiro (Réo), Ronaldo Pamplona e Carlos Borba. Trata-se do "Psicodrama das diretas já", realizado na Câmara Municipal de São Paulo. Com essa iniciativa, o psicodrama foi devolvido aos espaços públicos – praças, prédios, universidades etc. – por meio do teatro espontâneo.

Seguindo as pegadas de Réo (Monteiro, 2004), observa-se a criação de trupes de teatro espontâneo em vários cantos do Brasil e em alguns países da América do Sul, na maioria das vezes com o propósito de levar o teatro espontâneo para os espaços públicos. Em 18 de outubro de 1996, foi fundada a Rede de Teatro Espontâneo, que reunia pessoas e grupos de profissionais praticantes do teatro espontâneo de Moreno, que realizaram três encontros, chamados de Festivais de Teatro Espontâneo. Esse movimento influenciou os Congressos Brasileiros de Psicodrama, que acontecem a cada dois anos, a ponto de serem necessários espaços maiores para a apresentação dos trabalhos dessas trupes. Em alguns deles o teatro espontâneo apresentou-se ora na abertura ora no encerramento ou em outros momentos de grande repercussão.

Nessa época também tiveram início as publicações específicas sobre o teatro espontâneo. Dentre elas, merecem destaque as de Moysés Aguiar (1998). Ele também foi criador de uma escola de psicodrama, na cidade de Tietê (SP), com o sugestivo nome "Companhia de Teatro Espontâneo".

Em 1984, surgiu em São Paulo um espaço chamado Daimon, Centro de Estudos do Relacionamento, criado por José Fonseca Filho – que estudou com Moreno. Entre muitas de suas atividades, o Daimon oferece quinzenalmente sessões abertas. Esse espaço é muito interessante. Um local que havia sido um estúdio de gravação de televisão é destinado às sessões abertas. Semelhante a um pequeno estúdio e também ao Teatro de Beacon, de Moreno, é uma mistura de espaço clínico com espaço teatral, que oferece aos diretores e participantes inúmeras possibilidades de ações dramáticas.

No início de 2001, Marta Suplicy, então prefeita de São Paulo, sob a coordenação da psicodramatista Marisa Greeb, promove a realização de psicodramas públicos em vários pontos da metrópole no início de seu mandato, com o tema "Feliz cidade – ética e cidadania". Mais de 150 psicodramas públicos foram realizados no mesmo dia e horário na grande região metropolitana de São Paulo, apresentados por vários diretores que se utilizaram de diferentes técnicas e cujo público era formado por grupos sociais distintos. Os mais variados espaços foram usados, públicos e privados, abertos e fechados, para plateias específicas ou não. Um desses espaços foi a sala Adoniran Barbosa, uma das principais salas de teatro do Centro Cultural São Paulo.

Nesse espaço, semanalmente aos sábados, desde 2003, vêm sendo realizadas sessões abertas de psicodrama com os mais variados diretores e egos-auxiliares. Além do fato de ser uma atividade interessante e importante no mundo psicodramático, por ser aberta à população, o espaço físico onde acontece também chama a atenção. Seu palco é um grande quadrado com espaços enormes nas laterais. São cerca de dez fileiras de poltronas por toda a extensão dos dois lados opostos desse palco quadrado, mas apenas um é liberado para as sessões abertas. A entrada no palco/plateia é pelo alto – por meio de uma escada é possível descer para o local das apresentações – e lembra um fosso aberto. O primeiro nível do local é como uma galeria. Há lugares para as pessoas se sentarem e/ou participarem do que ocorre nesse espaço, que é todo cercado de vidros que proporcionam luminosidade às galerias, ao palco e à plateia. Por suas características, essa arquitetura possibilita às pessoas circular sem atrapalhar o andamento do que está acontecendo e propicia uma sessão efetivamente aberta, além de permitir inúmeras alternativas interessantes de encenações para diretores e atores/participantes.

Os espaços do teatro

Muitas pessoas dizem que não se pode confundir psicodrama com teatro. "Teatro é teatro, psicodrama é psicodrama." "Teatro está ligado à arte e psicodrama à psicoterapia." E outras frases mais, algumas justificáveis, outras não.

O psicodrama também é teatro por sua gênese, por suas características, uma vez que também se utiliza de elementos do teatro (palco, plateia, cenário, texto, protagonista/ator etc.), por ter o poder de penetrar nas emoções das pessoas, por ser catártico e, principalmente, por usar uma estética teatral para contar a vida das pessoas e trabalhar com isso. Segundo o teatrólogo Augusto Boal (1931-2009), havia uma superposição de terrenos entre teatro e terapia (Boal, 1988).

Para não ir muito longe, já que a história do teatro compreende muitos séculos, pode-se fazer uma pequena viagem e verificar como alguns movimentos de teatro trabalharam com o aspecto do "espaço cênico"[1] nos últimos tempos.

Um desses movimentos foi do próprio Boal (1988), com o seu *Teatro do oprimido* e seus derivados. Ele fala sobre "espaço estético". No início consiste na existência de um

1. Esse espaço pode conter muitos elementos – não apenas o cenário ou o espaço arquitetônico, mas a própria direção, a movimentação dos atores, o texto, a iluminação, a música e outros fatores.

tablado, real ou imaginário, que provoca uma "SEPARAÇÃO", uma "DIVISÃO"[2] entre o espaço do ator e o do espectador. Parece estar falando de um espaço físico predeterminado, assim como se faz em psicodrama quando, ao iniciar uma cena psicodramática, determinam-se os limites físicos das ações de uma cena. No entanto, descreve a existência de um espaço dentro de outro: "uma superposição de espaço" ou interpenetração dos dois espaços, que vai chamar de espaço estético. Tal espaço existe a partir do momento em que ocorre uma cena, e nessas condições passa a ter uma mobilidade tão abrangente quanto o espaço físico presente naquele momento. O mesmo ocorre com os espectadores que a qualquer momento passam também a ser atores dessa ação teatral.

A definição de *espaço estético* tem semelhanças com aquilo que no psicodrama é denominado *o espaço do como se...*, onde ocorrem as cenas dramáticas, os objetos podem ser definidos na cena, as pessoas/atores podem assumir os papéis que desejarem, inclusive se transformar em objetos falantes, o tempo e o lugar são fluidos. A única diferença que chama a atenção é relacionada à expansão do espaço cênico, que é determinado a partir de uma ação do ator, que pode ora ocorrer no canto de uma sala ora, em outro momento, em outro canto ou na sala inteira. Além disso, espectadores e atores se revezam o tempo todo e em alguns momentos desaparece a figura do espectador.

Analisando a questão da encenação teatral, principalmente na Europa, encontram-se grandes encenadores, que provocaram modificações significativas no modo de fazer teatro. Nesse sentido, Jean-Jacques Roubine (1998) fala de encenadores como Stanislavski, Artaud, Brecht, Antoine, Grotowski, Vilar e outros. Nos últimos anos do século XIX aparecem os recursos da "iluminação elétrica", que provoca uma importante modificação nas encenações teatrais. O formato do palco italiano, como espaço cênico, domina as encenações teatrais desse século e de metade do século XX, coexistindo esporadicamente com os formatos dos tablados da *commedia dell'arte* e dos picadeiros dos circos. Com o formato do palco italiano, os encenadores fizeram a divisão bastante nítida entre palco e plateia, cabendo ao primeiro a realização das cenas e ao segundo o lugar fixo do público, que ficava com a função de espectador.

Na metade do século XX o estilo de palco italiano passa a ser contestado, por exemplo, por Artaud, que queria que suas peças fossem encenadas em palcos redondos, com o público no centro utilizando-se de cadeiras giratórias já que as cenas ocorreriam em diferentes níveis e em todos os sentidos. Desejava abolir o caráter fixo da relação entre espetáculo e espectador. Infelizmente, muitas vezes seu desejo não pôde ser cumprido porque a maioria das salas de espetáculos era construída à moda italiana. Além disso,

2. As palavras em letra maiúscula foram assim escritas pelo próprio autor.

para alguns encenadores a representação teatral era uma obra de arte, assim como quando se vai a um museu e observa-se um quadro, por isso o palco à italiana era considerado a concepção mais perfeita. No mesmo período, outros encenadores também insatisfeitos ou limitados ao palco à italiana procuravam outras soluções, recorrendo a espaços públicos inusitados – como praças, pontos de encontro, bares etc. – para realizar seus espetáculos. Utilizavam a própria arquitetura do lugar como cenário, deixando a plateia em lugares estratégicos, próximos ao palco e até mesmo fazendo parte do cenário, tornando mais íntima e familiar a relação entre a arte de representar e o público.

Na década de 1960 aparecem algumas montagens teatrais, tanto na Europa como nos Estados Unidos[3], que possibilitam a presença efetiva dos espectadores no palco para improvisar cenas com os "atores oficiais" e têm como características em comum: 1) são encenadas fora dos espaços institucionais (sala teatral); 2) trabalham intensamente a relação público-espetáculo; 3) o público se mantém em pé porque necessita seguir as cenas que ocorrem em vários lugares simultaneamente ou não; 4) não há, portanto, um palco ou um lugar fixo para as cenas acontecerem; 5) o espaço é utilizado em todas as suas dimensões; 6) circula-se no meio dos espectadores, de atores e objetos cênicos; 7) a plateia fica muito próxima às cenas; 8) o público participa do espetáculo na medida em que é convidado a ser parte ativa. Tudo isso provoca as seguintes sensações nos espectadores: a) "desorientação", eles não encontram um lugar marcado; b) "surpresa", as cenas ocorrem em lugares inesperados, de longe ou muito perto, no alto ou no chão; c) "desconforto" por causa dos objetos e atores que circulam, dos efeitos sonoros e de iluminação, das intervenções dos atores indicando os caminhos.

Um dos representantes dessas propostas no Brasil, sem dúvida alguma, é o Teatro da Vertigem (2002), grupo teatral criado pelo teatrólogo e encenador Antonio Araújo em São Paulo em 1991. É de sua autoria a montagem da Trilogia Bíblica (Teatro, 2002), entre os anos de 1990 e 2000, com as seguintes peças: a primeira, *O paraíso perdido*, que se passa dentro de uma igreja; a segunda, *O livro de Jó*, que tinha como espaço um hospital; a terceira, *Apocalipse 1, 11*, ambientada num presídio.

O Teatro da Vertigem posteriormente criou também um espetáculo no rio Tietê e nas suas margens, em São Paulo, chamado *BR-3*. O espaço cênico do espetáculo compreende as marginais cimentadas do rio, as entradas das águas vindas das ruas, das empresas e das casas, os três andares da embarcação que transportam a plateia e os pilares do complexo de pontes que compõem o famoso "Cebolão", além do leito do próprio

3. Citamos *Paradise now*, do grupo The Living Theatre (www.livingtheatre.org), criado por Julian Beck e Judith Malina, o grupo de Luca Ronconi e o Théâtre du Soleil, entre outros.

rio, que serve para encenações e transporte de atores de uma margem a outra. No primeiro piso da embarcação há cadeiras giratórias que permitem à plateia assistir às cenas de todos os ângulos; nesse mesmo lugar, ocorrem algumas cenas bem próximas ao público. Durante o espetáculo, o público é convidado a ir ao segundo e terceiro pisos para participar de outras cenas. Nas marginais, cenários são montados, e nos pilares do complexo do "Cebolão" os atores se deslocam ou realizam cenas em pequenas embarcações. A embarcação desloca-se lentamente pelo rio e junto com uma iluminação perfeita e precisa vai indicando a sucessão de cenas. Como plateia, tem-se a sensação de também fazer parte da cena e de que nenhum detalhe externo foge do que poderia ser chamado campo cênico. Apesar de o espetáculo ocorrer num espaço aparentemente ríspido, agressivo e inviável, sobretudo por sua estética, proporciona à plateia uma mobilização interna das mais significativas que se possa ter. Leva a crer que é possível estender o espaço cênico até onde a imaginação possa alcançar.

O espaço da Truperempstórias[4]

Esse grupo de pessoas, algumas psicodramatistas e outras não, tinha entre suas preocupações a questão de uma pesquisa constante no mundo do teatro espontâneo, fazendo trocas com outras companhias de teatro, dentro ou fora do psicodrama. Algo básico sempre foi constante nos trabalhos da Truperempstórias: as possibilidades de criação e uma grande dificuldade de imitar ou reproduzir as histórias contadas, como fazem algumas vezes o teatro espontâneo tradicional ou o *playback* (teatro de reprise). Não que esses modelos não fossem do agrado, mas havia certa impossibilidade interna que jogava essa trupe para outros caminhos e a obrigava a dar um título próprio ao seu método: teatro de criação (Reñones, 2000).

A questão do espaço cênico nunca foi uma preocupação específica para os membros dessa trupe. Sempre privilegiavam em suas apresentações e ensaios os temas a serem tratados, a utilização das técnicas de impacto, o aquecimento do diretor, atores, músico, cenógrafo e plateia. Mesmo sem darem muita importância teórica aos espaços cênicos, foram muitas as ocasiões em que a transformação do local das apresentações em espaço cênico foi fundamental para suas criações. As apresentações eram para pequenos ou grandes grupos, em lugares públicos e abertos, com passagem constante de pessoas, muitas vezes sem acomodação adequada para a plateia – elementos que foram

4. Grupo de teatro de criação que nasceu em 1995 em Campinas (SP) por iniciativa de Albor V. Reñones, Raquel T. Lima e Agenor V. de Moraes Neto (2009).

provocações comuns à atuação do grupo. Com o passar do tempo e adquirindo maior experiência, foi possível usar todo o espaço físico e dar a ele maior amplitude, visualizar novas possibilidades para direção e atores e envolver melhor a plateia. Em muitos dos espetáculos o espaço físico foi de fundamental importância, não apenas para dar uma intensidade significativa, mas para compor a criação da cena dramática.

No meio de sua existência, a Truperempstórias encontrou-se com Gilles Deleuze (1925-1995) e Félix Guattari (1930-1992), dois pensadores franceses. Eles criaram conceitos que serviram e ainda permanecem como suporte teórico para os trabalhos do teatro de criação, e também estão próximos ao teatro espontâneo, como "rizoma", "corpos sem órgãos", "rostidade", "linhas de fuga", "territorialidades", "desterritorialização" e outros mais. Ao tomar contato com esses conceitos, percebe-se sua complexidade: são abertos, no sentido de que possibilitam várias compreensões e ressonâncias.

A Truperempstórias e recentemente também o Teatro da Vertigem, na montagem de um dos seus últimos espetáculos[5], servem-se desses conceitos como base de compreensão de suas propostas e como possibilidades alternativas de olhar um fenômeno. Um deles é o "rizoma"[6], tema que aqui merece uma atenção especial porque por meio dele pode-se fazer um recorte com o tema "espaço cênico". Para caracterizar melhor o que chamam de rizoma, enumeram alguns princípios: princípios de conexão, de heterogeneidade, de multiplicidade, de cartografia, de decalcomania e, finalmente, de ruptura, que diz que o rizoma pode ser quebrado, interrompido e deslocado, pois ele reaparece em outras de suas linhas. "Todo rizoma compreende linhas de segmentaridade segundo as quais ele é estratificado, territorializado, organizado, significado, atribuído etc.; mas compreende também linhas de desterritorialização pelas quais ele foge sem parar" (Deleuze e Guattari, 1995, p. 18).

A territorialidade e a desterritorialidade, além da reterritorialização, podem ser compreendidas num sentido muito amplo e ser de grande valia quando se pensa em espaço cênico, especialmente no psicodrama. Esse território pode envolver cenas que estão sendo vividas tanto num palco delimitado como num espaço físico amplo, que compreende também a plateia. Ao se territorializar um espaço específico como um palco, os princípios trazidos por eles permitem também sua desterritorialização e reterritorialização em outro espaço sem que se perca o fio condutor que permeia todo o processo de construção da cena psicodramática.

---

5. O espetáculo montado em 2008 chama-se *A última palavra é a penúltima,* tema inspirado em *O esgotado,* escrito por G. Deleuze.
6. Termo botânico que denomina algumas espécies de planta, como a grama.

Pode-se imaginar que dentro do espaço cênico determinado cenário, atores e texto são constituídos, podendo logo em seguida ser substituídos por meio de linhas de fuga, numa sucessão de outros elementos cênicos. Portanto, podem ocorrer milhares de possibilidades de construção, destruição e reconstrução de ações cênicas durante uma apresentação. O espaço cênico pode ser compreendido como rizomático.

Os espaços possíveis

Entre os seus propósitos, este texto quis provocar as pessoas que trabalham com psicodrama ou, mais especificamente, com teatro espontâneo e seus derivados sobre o tema "espaço cênico".

Este autor não teve a intenção de oferecer a palavra final sobre o tema, mesmo porque defende a ideia de que as respostas ou resultados num trabalho de teatro de criação, na qualidade de arte, são ressonâncias muito íntimas e particulares. Cada leitor terá uma ressonância diante da leitura deste capítulo.

Moreno começou seus trabalhos nos jardins, em espaços abertos e livres. Por algum motivo, escolhe ir a uma casa, num ambiente fechado e controlado, ocupar a sala e os quartos, transformá-los num mundo do "como se" – surge o teatro espontâneo clínico. Mas, de uns tempos para cá, muitas pessoas descobriram que essa casa tem um belo quintal, daqueles antigos, grande, arborizado, cheio de animais, com um riacho ao fundo e com diversas possibilidades de ações. A ocupação de todos os espaços possíveis tornou-se uma missão para alguns.

Há alguns anos o teatro vem abrindo suas portas, saindo dos espaços ditos convencionais e procurando outros espaços físicos: espaços abertos e públicos, convencionais ou não. Será a retomada de suas origens? A volta ao teatro grego? O teatro espontâneo também faz o mesmo movimento? A volta aos jardins?

Conceitos como *rizoma*, *territorialização*, *desterritorialização* e *reterritorialização* enriquecem o psicodrama e a atuação de seus profissionais porque ajudam a compreender que, ao observar a ação dramática, não é possível dividi-la ou confiná-la apenas a um espaço predeterminado. Isso se dá por vários motivos: primeiro, porque todos os atos do teatro espontâneo podem ser considerados uma ação dramática, independentemente do local em que ocorrem, no palco ou na plateia; segundo, porque não se sabe antecipadamente qual das ações dramáticas é a mais forte ou a mais fraca, a inicial, a do meio ou a última; terceiro, porque não há condições prévias para afirmar se está num espaço cênico ou não (palco e plateia), todos os lugares são espaços cênicos; quarto, porque é mais importante definir e compreender esse todo do que dividi-lo desnecessariamente; quinto, porque sempre ocorre uma organização seguida de uma desorganização de ações e, assim, sucessivamente, portanto um lugar pode ser palco e no momento seguinte ser plateia; sexto, porque os lugares palco e plateia são entrelaçados, mas independentes entre si.

O espaço cênico no psicodrama é rizomático. Ele tem conexão, heterogeneidade, multiplicidade, rompe e mostra uma cartografia, desde que seja visto como um espaço amplo, com a utilização de elementos que um espaço físico e a plateia possam oferecer. Por meio de cortes e recortes de cenas feitos pelo diretor, pelos atores, pelos músicos ou pelo iluminador, pode-se constantemente territorializar, desterritorializar e reterritorializar o espaço cênico (psicodramático), sem fazer demarcações prévias e limitadoras, possibilitando que cenas deslocadas ocorram, ressonâncias apareçam e linhas de fuga – que nada mais são do que ações criativas e espontâneas – aconteçam.

Referências bibliográficas

AGUIAR, M. *Teatro espontâneo e psicodrama.* São Paulo: Ágora, 1998.

BOAL, A. *Teatro do oprimido e outras poéticas políticas.* Rio de Janeiro: Civilização Brasileira, 1988.

DELEUZE, G. e GUATTARI, F. *Mil platôs – capitalismo e esquizofrenia.* v. 1-5. Rio de Janeiro: Ed. 34, 1995.

MONTEIRO, R.F. (Réo). "Teatro espontâneo: um ato público." *Revista Brasileira de Psicodrama*, São Paulo, v. 12, n. 1, 2004.

MORAES NETO, A. V. *O espaço cênico no psicodrama.* 2009. Dissertação (Pós-graduação em *Lato Sensu*) – Pontifícia Universidade Católica de Goiás (GO) e Instituto de Psicodrama e Psicoterapia de Grupo de Campinas (SP).

MORENO, J. L. *Psicodrama.* 2. ed. São Paulo: Cultrix, 1978.

______. *O teatro da espontaneidade.* São Paulo: Summus, 1984.

MOTTA, J. M. C. (org.). *Psicodrama brasileiro: história e memórias.* São Paulo: Ágora, 2008.

REÑONES, A. V. *Do playback theatre ao teatro da criação.* São Paulo: Ágora, 2000.

ROUBINE, J. *A linguagem da encenação teatral, 1880-1980.* Rio de Janeiro: Jorge Zahar Editor, 1998.

TEATRO da vertigem: trilogia bíblica. Edição Arthur Nestrovski. São Paulo: Publifolha, 2002.

Sites

www.livingtheatre.org

www.teatrodavertigem.com.br

3 PSICODRAMA, INCLUSÃO E SINGULARIDADE

NORMA SÍLVIA T. LIMA

Introdução

Pertencer ao universo da educação há alguns anos, seja como pesquisadora, docente ou psicodramatista, impõe, mais que uma possibilidade, uma necessidade de enveredar por estudos e intervenções educativas realizadas em diversos contextos e formatos a fim de revigorar conhecimentos que colaborem com uma transformação social. Buscamos a potência criadora, crítica e, fundamentalmente, compartilhada por sujeitos sociais em suas práticas e inserções, sensíveis à demanda de novos formatos de investigação e produção de conhecimento, cuja ênfase destaca, sobretudo, a dimensão axiológica envolvida, no que tange aos aspectos qualitativos das relações sociais.

Nessa perspectiva, refuta-se o engessamento de paradigmas que estejam calcados em referências universais, absolutas, resolutas e distantes dos sujeitos encarnados em uma existência vivida e sofrida. Ousadia e sensibilidade na proposição de tessituras criativas são desejáveis e necessárias diante das complexas problemáticas e demandas sociais. Nesse sentido, o legado moreniano é adotado como um referencial teórico-metodológico de investigação, intervenção e produção de conhecimentos, articulado a uma perspectiva inclusiva, no escopo do presente estudo.

Sendo assim, num primeiro momento expomos o entendimento sobre inclusão, devido à polissemia que a discussão acadêmica consagra acerca desse propósito. Em seguida são discutidos os conceitos de ação dramática e espontaneidade que fundamentam a metodologia sociopsicodramática, pertinentes à perspectiva inclusiva e ao âmbito educacional sociocomunitário.

Inclusão: noções preliminares

É comum a ideia de inclusão ser ou estar relacionada às questões que envolvem as pessoas com deficiência, no que tange aos diversos âmbitos da vida social e às conquistas legais decorrentes da luta por condições de equidade. No que diz respeito à escolarização, discutem-se o acesso e a permanência na escola regular. No contexto laborativo, existem cotas compulsórias de 2% a 5%, conforme o porte da empresa e o número de colaboradores, previstas para a contratação de pessoas com deficiência no mercado de trabalho. As normas de acessibilidade tentam extinguir as barreiras existentes no plano arquitetônico dos espaços coletivos, sociais e públicos. De fato, justifica-se a relação recorrente entre inclusão e pessoas com deficiência, assim como a relevância social e política da luta desse referido grupo, no tocante às conquistas legais de seus direitos constitucionais.

Todavia, vale ressaltar que o movimento inclusivo não está circunscrito a um grupo social. A inclusão é um movimento mais amplo, cuja potência é problematizar as condições e os critérios de pertença social que forjam processos de subjetivação e produção de identidades. Pautando-se na noção de singularidade, refutam-se a naturalização e a fixação de uma identidade prescrita, cujo padrão de desempenho intelectual e social delineia uma *performance* e / ou idealiza um sujeito previsível, (re)produtivo e normatizado.

Apoiando-nos em Silva (2000), Hall (2000a) e Woodward (2000), discutimos a produção social de significados, sentidos e posicionamentos de sujeitos sociais, decorrentes de critérios de pertença e processos de subjetivação, questionando-se a produção de identidade e de diferença em contextos educativos e sociocomunitários.

A perspectiva inclusiva, tal como explicitamos acima, permite problematizar concepções e valores sobre os quais as práticas sociais forjam identidades por meio dos procedimentos institucionais que incidem sobre as relações sociais e afetivas, constituindo-as, produzindo subjetividades. Esse tem sido o recorte de discussões realizadas em estudos já concluídos e em andamento (Lima, 1998, 2003, 2007, 2008 e 2009).

Por inclusão, então, entendemos um propósito de transformação, pautado na tensão e no embate entre identidade e diferença, entre o mesmo e o outro, entre o familiar e o estrangeiro, entre o previsível e o possível, entre a conserva e a espontaneidade-criadora.

De acordo com Guattari (2001), a relevância de engendrar novas práticas centradas no respeito à singularidade é fundamental, pois os efeitos do poder capitalista ampliam-se não apenas sobre o conjunto da vida social, mas, especialmente, infiltrando-se na interioridade dos indivíduos por meio de "componentes de subjetivação", que massificam. Nas palavras do referido autor:

> vetores de subjetivação não passam necessariamente pelo indivíduo, o qual, na realidade, se encontra em posição de "terminal" com respeito aos processos que implicam grupos humanos, conjuntos socioeconômicos, máquinas informacionais etc. Assim, a interioridade se instaura no

> cruzamento de múltiplos componentes relativamente autônomos uns em relação aos outros e, se for o caso, francamente discordantes. (Guattari, 2001, p. 17)

"Quando eu te encarei frente a frente não vi o meu rosto..."

O trecho da letra de Caetano Veloso, "Sampa", é evocado ao depararmos com contextos educacionais que indicam funcionar, ainda, inspirados no mito de Narciso. Reza a lenda que Narciso, ao ver a sua imagem refletida na água, apaixona-se. Em busca daquela, ou dele mesmo, sucumbe.

O mito de Narciso no universo educacional refere-se a uma lógica ou modos de pensar e agir que afirmam o mesmo, o idêntico. Em outras palavras, a afirmação de identidades fixadas e naturalizadas é a lógica de um processo de produção de subjetividades, operando por meio dos procedimentos institucionais e relacionamentos sociais, inspirada na expectativa de um sujeito universal, previsível e normatizado. Todavia, esse processo embrutece, massifica em vez de emancipar. A fixação da identidade nega o que há de mais singelo na condição humana – a singularidade. Enclausura a possibilidade de diferir. Paradoxalmente, o crescimento ou desenvolvimento humano ocorre mediante desafios; nesse caso, por meio do encontro do mesmo com o outro. Diferença e identidade são interfaces de um mesmo processo e não oposições binárias. Todavia, a relação com o outro, em geral, é conturbada, devido à gama de sentidos e significados construídos e atribuídos socialmente, que valoram a identidade e a diferença, ou o mesmo e o outro.

O outro difere de mim e isso provoca um impacto promovido por uma diversidade de sentimentos: desconforto, estranhamento, insegurança e tantos outros, conforme a atribuição de sentidos e significados gestados e geridos socialmente. Portanto, emerge o drama do/no universo educacional, encarar frente a frente o outro e não ver no espelho o seu rosto, assim como poeticamente cantou Caetano em "Sampa". O desafio está estabelecido, e é recorrente a necessidade de trabalhar com a tensão e o embate entre diferenças em formatos diversificados da práxis educativa. Nessa empreitada, valemo-nos da obra moreniana, especialmente a metodologia sociopsicodramática, como dispositivo de questionamento e criação.

A metodologia sociopsicodramática: multiplicidade de sentidos e significados

A obra moreniana apresenta métodos de intervenção que permitem investigar problemáticas sociais por meio de uma linguagem artística, criativa e analógica, fomentando a construção coletiva de estratégias que favoreçam a emancipação dos sujeitos em seus contextos de relações cotidianas.

Moreno (1889-1974), criador da socionomia, conhecida popularmente como psicodrama, contrariando a racionalidade científica e hegemônica da modernidade, criou experimentos e produziu fragmentos teóricos, visando criar uma nova ordem cultural.

Seus estudos destacam a espontaneidade-criadora como condição humana, potencializada no encontro existencial, implicado no encaminhamento e na qualidade da relação social, pautado na relação eu-tu. Concebeu o homem como criador. Sua metáfora: Deus.

A relevância da participação dos sujeitos sociais, visando à autoria destes, por meio de uma construção coletiva, é ponto crucial na obra moreniana. A criação coletiva como fenômeno social destaca a relevância das condições e possibilidades de pertença social, na medida em que a espontaneidade-criadora demanda relação, participação e autoria dos sujeitos em dado contexto social. Em outras palavras, saber-se ator e autor em dado cenário significa pertencer, afetar e ser afetado para, enfim, assumir a responsabilidade nos dramas e tramas dos enredos sociais e/ou pessoais.

Em *As palavras do Pai*, publicado na Alemanha em 1922, os princípios de sua obra estão poeticamente apresentados como: o nascimento do homem criador, a urgência da criação-ato, a importância da coletividade e o sentido da cocriação (Moreno, 1992a).

Encontramos a metáfora do nascimento como ato de criação também em outros pensadores, como Arendt (1997), ao se referir ao nascimento como fato e/ou motivo de renovação na educação. A respeito da relação entre natalidade e educação, Larrosa (1998, p. 73) comenta: "o nascimento não é um momento que se possa situar em uma cronologia, mas o que interrompe toda cronologia".

A emergência do outro, aquele que difere do mesmo, abala o conforto da linearidade, do controle e da previsibilidade. Aludimos à tensão necessária, posto que seja criativa e desafiadora, do encontro entre o eu e o outro, entre a identidade e a diferença. Reiteramos, assim, os sentidos acerca de ousar, nascer, criar o novo – o outro que modifica o mesmo, diante da inevitabilidade de jogar papéis, visto ser o homem um jogador.

Moreno foi um visionário romântico, indignado com uma sociedade cristalizada e elitista. A gênese do psicodrama "encontrava-se intimamente relacionada com a gênese da deidade. [...] Deus foi antes de tudo um criador, ator, psicodramatista. Ele teve de criar o mundo antes de dispor de tempo, da necessidade e da vontade de analisá-lo" (Moreno, 1992a, p. 24).

Nesse sentido, os métodos sociopsicodramáticos convocam o sujeito a assumir a condição de jogador de papéis ao participar de um teatro do improviso, experimentando o papel de ator e, fundamentalmente, de autor, por meio de uma construção coletiva. Impulsiona-se, assim, a capacidade de interagir socialmente e assumir a responsabilidade de criar conjuntamente, ao desempenhar, usando uma linguagem cênica, personagens em um contexto ficcional, o contexto psicodramático, sendo fundamentais o diálogo e a interação com o que estiver acontecendo e com quem estiver contracenando. Essa experiência proporciona o sentimento de pertencer e potencializa a possibilidade de diferir.

O potencial analógico, criativo e artístico da metodologia sociopsicodramática, ao agregar sujeitos sociais, possibilita a ruptura de padrões hegemônicos e normativos de relações humanas prescritos em modelos de conduta e subjetividade cristalizados. Viabiliza a manifestação da pluralidade em vez do programático, favorecendo deslocamentos em vez de centralizações. Assim sendo, a experiência de questionar, compartilhar, criar, sentir-se parte de uma construção coletiva improvisada pode ser transformadora.

Vale ressaltar que uma metodologia encaminha uma prática social. Nesse caso, trata-se de um campo político em que são criados e compartilhados sentidos e significados constantes. Criador, criação e criatura num movimento circular ininterrupto, nos campos simbólico e cultural. Tão político quanto possibilite deslocamentos, por meio da multiplicação e criação de novos sentidos e significados, inovadoras versões e múltiplas verdades concernentes à emancipação dos sujeitos e práticas, em seus modos de pertencer, objetivar e subjetivar.

Afinal, vive-se um fenômeno de descentramento, que Hall (2000b, p. 7) denomina crise de identidade. Em suas palavras:

> As velhas identidades, que por tanto tempo estabilizaram o mundo social, estão em declínio, fazendo surgir novas identidades e fragmentando o indivíduo moderno, até aqui visto como um sujeito unificado. A assim chamada "crise de identidade" é vista como parte de um processo mais amplo de mudança, que está deslocando as estruturas e processos centrais das sociedades modernas e abalando os quadros de referência que davam aos indivíduos uma ancoragem estável no mundo social.
>
> Considerada a referida crise, indica-se a perspectiva de pensar o sujeito contemporâneo como uma circunstância, mutante, uma "celebração móvel" mediante a pluraridade e a complexidade de manifestações e fenômenos humanos, tendo um repertório diversificado de identidades, não unificadas, em torno de um eu coerente, disponível e às vezes contraditório, conforme os diferentes momentos.
>
> Se sentimos que temos uma identidade unificada desde o nascimento até a morte, é apenas porque construímos uma cômoda história sobre nós mesmos ou uma confortadora "narrativa

> do eu". A identidade plenamente unificada, completa, segura e coerente é uma fantasia. Ao invés disso, à medida que os sistemas de significação e representação cultural se multiplicam, somos confrontados por uma multiplicidade desconcertante e cambiante de identidades possíveis, com cada uma das quais poderíamos nos identificar – ao menos temporariamente. (Hall, 2000b, p. 13)

Nesse sentido, o homem é uma contingência, produzido/coproduzido, produtor/coprodutor, em um sistema complexo de vetores, sentidos e significados. Papéis diversos e multifacetados em um movimento contínuo – atores/autores/coautores/plateia.

Sendo assim, não se trata de resgatar uma natureza ideal e violada, ao sabermo-nos produção/produtores, mas de afirmar o homem ficção, criador/criatura mutante. A transmutação de conservas culturais, conceitos, atos em potência criadora parece ser um dos desafiantes propósitos, nessa perspectiva.

Neste ensejo, destacamos os conceitos de ação dramática e de espontaneidade-criadora. Segundo Santos (1990), o conceito de ação dramática remete à influência do pensamento trágico na obra de Moreno. A ação dramática sustenta e fundamenta a metodologia sociopsicodramática, diferenciando-se de uma ação comum, linear. Trata-se de um agir próprio do drama – que, em grego, indica ação realizada e se fazendo. "A ação dramática carrega necessariamente ambiguidade e contradição, e nesse movimento desvela e transforma" (Santos, 1990, p. 136). Preocupada com a banalização e o reducionismo tecnicista da dramatização, a autora ressalta a necessidade de uma articulação epistemológica entre o conceito de ação dramática e a visão trágica de mundo, "concepção esta que é vivida no conflito constante entre o destino divino e o desejo humano de autodeterminação. São dois aspectos distintos e, ao mesmo tempo, inseparáveis" (*ibidem*).

Nesse sentido, a ação dramática desvela a existência de discursos diversos e conflitantes que se referem à relação sujeito-mundo; ou seja, revela as múltiplas contradições e conexões contidas no drama protagonizado por uma personagem, que emerge como um semideus/semi-homem situado em um passado-presente.

A ação dramática, portanto, apoiada em uma visão trágica de homem, fundamenta uma metodologia singular, a sociopsicodramática, cuja noção de protagonismo reelabora e operacionaliza a relação sujeito-mundo-sujeito. Assim,

> a ação dramática se faz quando se encarna o conflito, encarando-o como contraditório, instável, ambíguo. O drama se faz quando, ao questionar a tradição, o passado, problematiza-se o presente. A cena dramática se realiza, quando um homem, perdendo a sua ilusão egoica de indivíduo desvinculado, protagoniza, comprometido e comprometendo, a sua rede de relações. (Santos, 1990, p. 140)

Dito isso, a ação dramática, além de poder objetivar o subjetivo, cria e/ou atribui sentidos, rompendo a dicotomia de oposições binárias indivíduo/grupo, eu/outro, público/privado, identidade/diferença. O particular pode ser contado, questionado, recriado, inventado e socializado por meio da criação coletiva, multiplicando olhares, sensibilidades, caminhos... Operacionalmente, a ação dramática é a possibilidade cênica de experimentação e criação de enredos e personagens no contexto dramático. O "imaginário" encenado é inventado e compartilhado, podendo ser revisto e modificado espontaneamente.

Sabemos que o ato espontâneo não é instinto, impulso, assim como não se desvincula da cultura. Não se trata de fazer qualquer coisa em qualquer momento, em qualquer lugar, de qualquer maneira e com qualquer pessoa. A interação espontaneidade-criatividade é que gera uma nova resposta. Trata-se de uma "resposta adequada a uma situação nova ou a nova resposta a uma situação antiga" (Moreno, 1993, p. 52).

O princípio da espontaneidade-criadora, como fenômeno social, não é abstração; antes, evidencia o fato de que os seres humanos não são bonecos e apresentam graus variáveis de iniciativa e espontaneidade, que se referem às respostas satisfatórias manifestadas diante da novidade. Na concepção moreniana, grande parte do adoecimento psicológico e social relaciona-se à falta ou ao desenvolvimento insuficiente de espontaneidade. "O 'treinamento' da espontaneidade é, portanto, a habilidade mais desejada nos terapeutas em todas as nossas instituições de ensino e será trabalho deles ensinar seus clientes a ser mais espontâneos" (Moreno, 1992b, p. 149).

Palavras finais

A perspectiva inclusiva, ao questionar os critérios de pertença social em suas atribuições de sentido e significado, problematiza a fixação e a naturalização de identidades. Reconhecer e lidar com as diferenças envolve posicionamentos perante o que não é idêntico, previsível e estabelecido, questionando a ordenação do mundo em suas formas de pertencer, perceber e interagir.

De fato, o mundo contemporâneo está marcado por um curso de transformações que afetam as lógicas de pensamento e referências que ofereciam modelos e orientavam a vida social. Os modelos, eficientes outrora, mostram-se insuficientes diante dos acontecimentos emergentes na atualidade. As problemáticas contemporâneas são complexas. As mudanças de perspectivas no pensar, no agir, no relacionar-se e, portanto, na práxis educativa são pontos críticos prementes no universo educacional. Entre muitos desafios, destaca-se a necessidade de reconhecer o outro como singularidade humana, o que implica lidar com o que difere de mim. Nesse sentido, o reconhecimento e a abertura às diferenças humanas desvelam uma série de questões no âmbito da subjetividade e da identidade. Afinal, não é nada simples lidar com as alteridades. O outro não sou eu, difere de mim. Causa impacto interagir e/ou constatar a diferença no contexto das relações sociais travadas no espaço educativo. Considerando essa problemática, trabalhamos com o legado moreniano, destacando a metodologia de ação dramática como um modo de investigação e intervenção social, que se vale de recursos cênicos e dramáticos como possibilidades de explicitação e criação de novos sentidos e significados subjetivos. Ao reviver e/ou encenar problemáticas cotidianas, revela-se a maneira pela qual se lida com elas, possibilitando a criação coletiva de novos encaminhamentos, posicionamentos e sentimentos. O âmbito privado, pessoal e subjetivo é socializado, objetivado, compartilhado e recriado. A dramatização socializa o particular, gerando a possibilidade de compartilhamento e múltiplas identificações, por meio da criação coletiva, bem como produzindo novos entendimentos e encaminhamentos. Nesse sentido, fomentamos a produção de conhecimentos à luz de uma perspectiva inclusiva e dos desafios concernentes à emancipação dos sujeitos e das práticas sociais.

Referências bibliográficas

ARENDT, H. *Entre o passado e o futuro*. 4. ed. São Paulo: Perspectiva, 1997.

GUATTARI, F. *As três ecologias*. Campinas: Papirus, 2001.

HALL, S. *A identidade cultural na pós-modernidade*. Rio de Janeiro: DP&A, 2000a.

________. "Quem precisa de identidade?" *In*: SILVA, T. T. da (org.). *Identidade e diferença*. Petrópolis: Vozes, 2000b.

LARROSA, J. "O enigma da infância ou o que vai do impossível ao verdadeiro". In: LARROSA, J. e Pérez de Lara, Nuria (orgs.). *Imagens do outro*. Petrópolis: Vozes, 1998.

LIMA, N. S. T. de. *"Era uma vez um castelo...": o confronto pessoalidade x impessoalidade no interior de uma instituição filantrópica de atendimento terpêutico-pedagógico para pessoas com autismo e quadros similares*. 1998. Dissertação (Mestrado) – Universidade Estadual de Campinas. (Mimeo)

________. *Inclusão escolar e a identidade do professor: a escola como palco de invenção*. 2003a. Tese (Doutorado) – Universidade Estadual de Campinas. (Mimeo)

________. "Inclusão, identidades em crise e a formação de professores". *In:* FRANZONI, Marisa; ALLEVATO, Norma. (orgs). *Reflexões sobre a formação de professores e o ensino de ciências e matemática*. Campinas: Alínea, 2007.

________. "Inclusão escolar: uma abertura para novas identidades". *Educação em Foco*, Universidade Federal de Juiz de Fora, Faculdade de Educação, v. 13, n. 1, p. 147-58, mar./ago. 2008.

________. "Estudos sobre inclusão". *Livro de resumos IX Encontro de pesquisa em educação da região sudeste – Pesquisa em educação no Brasil: um balanço do século XX e desafios do século XXI*. São Carlos: Cubo Multimídia, p. 161, 2009.

MORENO, J. L. *As palavras do Pai*. Tradução de José Carlos Landini e José Carlos Vitor Gomes. Campinas: Psy, 1992a.

________. *Quem sobreviverá? Fundamentos da sociometria, psicoterapia de grupo e sociodrama*. Tradução de Alessandra Rodrigues de Faria, Denise Lopes Rodrigues, Marcia Amaral Kafuri. Goiânia: Dimensão, 1992b. 3v.

________. *Psicoterapia de grupo e psicodrama*. Campinas: Psy, 1993.

SANTOS, G. S. "Ação dramática: seu sentido ético e suas roupagens ideológicas". *In*: AGUIAR, M. (org.). *O psicodramaturgo*. São Paulo: Casa do Psicólogo, 1990.

SILVA, T. T. "A produção social da identidade e da diferença". *In: Identidade e diferença*. Petrópolis: Vozes, 2000.

WOODWARD, K. "Identidade e diferença: uma introdução teórica e conceitual". *In*: SILVA, Tomaz Tadeu da (org.). *Identidade e diferença*. Petrópolis: Vozes, 2000.

4 DIÁLOGOS ENTRE CAMPOS DISCIPLINARES: PSICODRAMA E ANÁLISE INSTITUCIONAL

Luiz Contro

Introdução

Desde há muito tempo me posiciono, na seara do psicodrama, entre aqueles que defendem a não constituição de articulações, a qualquer preço e de qualquer modo, entre essa proposta e outras – muito díspares, aproximadas ou quase irmãs –, que venham a produzir uma espécie desengonçada. Pois vejo que quando isso acontece, na maior parte das vezes por ausência de pressuposto teórico muito mais do que técnico, acoplam-se conceitos descuidadamente, sem que tenhamos disposição e tempo de maturação suficientes para a tarefa de reflexão e desenvolvimento dos elementos em falta, ocasionando a não evolução coerente do método psicodramático.

Como de alguns anos para cá passei a utilizar em minha prática e na sua compreensão alguns construtos da análise institucional (AI) em conexão com alguns do psicodrama – sendo que esse tipo de cruzamento, parcial, à medida que se tecia foi se revelando eficaz –, passei a tentar esclarecer os motivos pelos quais o resultado dessa costura tem se mostrado vistoso, sem que esteja, a meu ver, descaracterizando uma linha ou outra.

Este texto, portanto, como tentativa de elucidação, almeja sugerir subsídios para embasar tessituras, tangenciamentos, complementaridades e distinções entre disciplinas.

Inicio oferecendo breve histórico sobre o tema e norteamentos importantes para o alinhamento e a compreensão de alguns termos com os quais me instrumentalizo. A seguir, evidencio o referencial teórico de "campo e núcleo" que me fundamenta na exploração que realizo. Investigação que, ao trazer as relações entre psicodrama e análise institucional como protótipo de constituição de tecido com essas peculiaridades de cerzimento, é abordada na etapa seguinte. Na sequência, como modo de ilustrar possibilidades de interlocução, cito algumas já feitas e descrevo outra, teórica, recente, que demonstra a fertilidade do terreno. Por fim, teço últimas e breves considerações.

Contextualização de tema e termos

O tema da interdisciplinaridade é antigo em função de sua relevância. Os gregos tinham um programa de ensino interdisciplinar denominado *enkuklios paideia* (Campos, 2000a). A partir de 1760-1770 aconteceu sua supressão e nos voltamos à especialização. Com o positivismo e o cientificismo, fomos inundados por uma visão utilitarista da vida em sociedade (Nunes, 1995; Japiassu, 1999). Ao depararmos com os paradoxos e contradições do mundo moderno e o seu acirramento no advento da pós-modernidade, novamente deparamos com a necessidade de nos municiarmos de múltiplas disciplinas e de sua ação conjunta, na tentativa de contemplar essa complexidade de nosso cotidiano (Contro, 2004, p. 13-27).

Também cabe distinguir entre disciplina – composta por definições, conjunto de enunciados, domínio conceitual, material e epistemológico, ou ainda "conjunto de conhecimentos em cada cadeira de um estabelecimento de ensino; matéria de ensino" (Ferreira, 1999, p. 689) – e disciplinaridade – referente à ação entre as disciplinas. Desta última nomenclatura decorrem a multi, a pluri, a inter e a transdisciplinaridade, que configuram, respectivamente, fenômenos em que há desde poucas relações de troca até trocas mais intensas, caso da interdisciplinaridade, até atingirmos o plano total sem fronteiras.

Podemos pensar que manejar o psicodrama como método de intervenção, conectando alguns de seus conceitos com alguns outros da análise institucional, localizaria nossa empreitada no plano da pluri ou multidisciplinaridade. Isso em função de que não avalio existir uma troca intensa (interdisciplinaridade) e muito menos a sobreposição total entre seus campos (transdisciplinaridade). Eles apresentam uma heterogeneidade que os singulariza, apesar de se deterem sobre um mesmo domínio da realidade, dado pela micropolítica das relações vivenciadas por indivíduos, grupos e instituições.

Fiquemos, portanto, com esta afirmação provisória de que a multidisciplinaridade e a pluridisciplinaridade é que nos situam numa leitura sob distintos pontos de vista (no caso da primeira) ou encampando certas possibilidades de intercâmbio (pluri) quando se debruçam sobre um acontecimento comum. Isso ponderando que, nesse caso, os delineamentos de fronteiras nem sempre são nítidos.

Além disso, no intuito de ganhar mais liberdade de reflexão e não correr o risco de transitar por imprecisões diante das especificidades de cada uma delas, em sua conotação mais acadêmica, me municio aqui do sentido mais amplo do termo "disciplina": "qualquer ramo do conhecimento (artístico, científico, histórico etc.)" (Ferreira, 1999, p. 689).

Campos e núcleos

Foi justamente na tentativa de abraçar os desafios que as ações entre as disciplinas – ou as disciplinaridades – impõem que alguns pesquisadores da área da saúde, fundamentando-se na teoria de "campo e *corpus*" proposta por Bourdieu (Bonnewitz, 2003; Montagner, 2003), sugeriram alterações e elaboraram os conceitos de campo e núcleo: "O núcleo demarcaria a identidade de uma área de saber e de prática profissional; e o campo, um espaço de limites imprecisos onde cada disciplina ou profissão buscaria em outras apoio para cumprir suas tarefas teóricas e práticas" (Campos, 2000b, p. 220).

Assim sendo, os núcleos do psicodrama e da análise institucional, em suas peculiaridades, estão insertos cada um num campo que lhes permite intercâmbio com elementos similares ou complementares de outros campos. É do que se trata quando constatamos que o psicodrama bebeu das fontes do teatro, do hassidismo, do existencialismo. Sobre a análise institucional, ela trilha pela sociologia e psicossociologia ou nutriu-se da psicanálise, da psiquiatria institucional e do direito.

Enfim, podemos dizer que nenhuma epistemologia ou disciplina, em seu sentido mais geral, nasceu do nada e de modo puro. O simples fato de ter sofrido influências, mesmo que iniciais, já lhe confere as marcas do trânsito entre outras, mostrando a pertinência, então, de algum tipo de disciplinaridade.

Esses por si sós já seriam argumentos que nos forneceriam uma base para os pontos de contato que estamos entrevendo. Mas e se esses terrenos apresentarem diferenças profundas de constituição do solo, de profundidade e de perspectiva? Será que mesmo assim poderão brotar sementes híbridas?

O leque de situações que se abre à nossa frente a partir destas últimas indagações é vasto, e não tenho a pretensão, neste momento, de dar conta de esgotar todas as alternativas de entrada. Mas desejo, sim, fazer uma primeira oferta: sugerir que o psicodramatista, antes de jogar suas sementes entre duas áreas, pesquise sobre a compatibilidade entre elas. É sobre o que nos deteremos a seguir, tomando como parâmetro a análise de seu território e do território da AI.

Psicodrama e análise institucional: territorialidades férteis?

Será que podemos encontrar peculiaridades comuns entre as searas da análise institucional e do psicodrama? Como são esses campos, no que têm de fértil, para que tracemos as linhas das articulações, os tangenciamentos ou paralelismos?

Como o psicodrama nasceu, em alguns sentidos, em contraposição a certos preceitos da psicanálise, e esta, por sua vez, foi muito inspiradora dos caminhos dos analistas institucionais, exploremos essa, a princípio, contradição com base na hipótese de que deve haver alguma síntese ou singularidade que nos oriente, pois, na prática, a conexão e o paralelismo útil entre conceitos psicodramáticos e da análise institucional já tenho efetivado.

Comecemos pela ideia do que seja análise: "separação ou desagregação das diversas partes constituintes de um todo; decomposição; [...] exame de cada parte em um todo, tendo em vista conhecer sua natureza, suas proporções, suas funções, suas relações etc." (Ferreira, 1999, p. 130-1). Ou divisão em partes do objeto pesquisado para melhor conhecê-lo, apreendê-lo. A soma articulada da ação de cada uma das partes é que vai oferecer o todo. Dessa maneira, o método analítico vai se preocupar, primordialmente, com a ação dos elementos distintos, embora não rechace a interação entre eles.

Essa noção euclidiana de mundo, comparando-o ao mecanismo de um relógio, guarda correlações com o positivismo no que ele tem de premência pelo controle de todas as variáveis em jogo. Portanto, encontraríamos uma enorme contradição não só com o modo de fazer pesquisa que o psicodrama propõe, mas também com toda a contraposição dos próprios analistas institucionais à ciência positiva (Lourau, 2004a).

No entanto, Lourau vai nos dizer que essa decomposição em partes seria a definição "clássica" de análise. Esta se assenta no suporte das ciências físicas, do analisador químico. Por sua vez, no campo das ciências humanas (e aqui temos um exemplo de como um conceito pode se transmutar ao ser posto sob outro referencial que não o seu de origem) habitado pela análise institucional, o sentido apregoado na AI é o de explicitar o que está à sombra, possibilitado pela operação que estabelece relações entre componentes aparentemente disjuntos. Na verdade, trata-se de reconstruir uma totalidade que se havia rompido, de agregar ingredientes até então separados. Ou seja, o "novo espírito científico" no qual a análise institucional encontra-se inserta não se coaduna com a ideia "clássica" de análise. Essa proposição é expressa, entre outros momentos, ao não separar sujeito que pesquisa do objeto pesquisado, pelo contrário, observar todas as implicações do pesquisador como dado relevante a compor o projeto.

Também na qualidade de método, o psicodrama parte do pressuposto de uma leitura integralizadora dos fenômenos sobre os quais intervém, em que a participação ativa do pesquisador se fundamenta na concepção de criação coletiva. Transita entre a pesquisa-ação crítica e a pesquisa-intervenção (as mesmas das quais se utiliza a AI), embora com seus postulados singulares (Contro, 2011).

Esse alinhamento assinalado faz derivar outra questão: o psicodrama apoia-se fortemente sobre a dinâmica transcrita nos textos, subtextos, imagens e cenas construídas por meio da estruturação de uma realidade suplementar. Assim, a ação lhe é primordial. Mesmo que um coordenador e seu cliente individual ou grupo permaneçam sentados durante todo o tempo de um encontro ou mesmo num processo, o diálogo estabelecido é sempre considerado uma forma de agir[1]. Ação esta congruente à análise veiculada pela AI, uma vez que se trata de uma aglutinação de sentidos, à moda de um catalisador. De forma similar, a ação, para a análise institucional, é a própria análise, ou é analisadora (Lourau, 2004b, p. 123).

Esse pequeno percurso até aqui transcorrido mostra-se significativo, uma vez que abordamos a postura dessas disciplinas – na qualidade de métodos – perante os sujeitos com os quais pesquisam. Assim, creio que já podemos afirmar que análise institucional e psicodrama apresentam aspectos bastante similares em seus campos.

Por sua vez, seus objetos de estudo se mostram núcleos diferenciados. Focado nos acontecimentos da inter-relação entre o individual e o coletivo, o psicodrama presta-se a explorar os conflitos com que depara o indivíduo, o grupo, a equipe, a comunidade, as instituições. A análise institucional, por sua vez, tem por objetivo analisar – no sentido anteriormente descrito – o episódio da institucionalização, como modo de propor novas vertentes ao instituído que pode ter se tornado aprisionador.

Entretanto, as instituições, compreendidas pela análise institucional como sendo as normas e valores estabelecidos, atravessam os indivíduos, os grupos, as equipes, as comunidades, as organizações. Pois o psicodrama lida todo o tempo com as instituições que a análise institucional apregoa. Esta, por sua vez, por meio de seus conceitos operacionais (encomenda, demanda, implicação, analisador...), permanece sempre atenta às inter-relações, à criação conjunta por intermédio da proposta de autogestão, às implicações e à coparticipação do analista institucional.

Esse âmbito comum, ainda, denota-se como caminho de análise qualitativa nas ciências humanas e sociais: ao focar-se no presente tomando-o como o encontro entre passado e futuro; ao centrar-se na busca da intersubjetividade, no não determinismo como expressão da liberdade humana, no objetivar-se na ação, no observador que é sempre participante, no estudo dos conflitos, dos dramas, da oposição das coisas entre si, procurando transformar as realidades que se mostram instituídas pelo sofrimento, pela repetição da conserva cristalizadora.

Essas searas comuns reforçam a noção do intercâmbio, do deslocamento de conceitos entre uma e outra, sem que tenhamos uma "colcha de retalhos". Nesse sentido, encontrei pensamento similar escrito por Luz (2004, p. 143-4):

---

1. Utilizo o termo "cliente", mesmo em psicoterapia, não só para não endossar a ideologia presente no termo "paciente", mas também por avaliar que presto um serviço. Na AI também assim se denomina o grupo demandante.

> A ideia de "transposição" de conceitos de uma disciplina para outra como artifício epistemologicamente ilegítimo não parece ter sido, como já se afirmou, uma operação teoricamente improdutiva. A circulação e a complementaridade dos conceitos das disciplinas da vida humana [...] e das disciplinas do social [...] terão efeitos bastante produtivos em termos teóricos [...]. Que os conceitos não têm as mesmas funções em campos disciplinares distintos não há dúvida, mas que não sejam teoricamente produtivos enquanto conceitos nos campos para os quais são transplantados não é tão certo assim. Supor que esta transposição implique "ideologização" do conceito original é supor que no seu campo de origem ele é "puro".

Dado o terreno propício, passemos então a algumas particularidades de intercâmbio e paralelismo entre as duas disciplinas.

Articulações recentes

Em publicações anteriores, discorri sobre a conexão de alguns conceitos entre os campos em pauta. Mais especificamente, refleti sobre o diálogo pertinente entre tema protagônico e transversalidade/coeficiente de transversalidade, em sua utilidade para lidarmos com temas sobre poder, embora não se limite o uso dessa articulação a esse assunto (Contro, 2004, p. 109-21). Também os construtos de encomenda, demanda e implicação têm se revelado potentes nos cuidados necessários à implementação e ao desenvolvimento de projetos dramáticos (*op. cit.*, p. 127-35 e Contro, 2006, p. 107-21).

Neste capítulo ofereço nova reflexão, agora no que diz respeito à tríade conceitual instituído-instituinte-institucionalização e à ideia de conserva cultural do referencial psicodramático. Para melhor visualizá-la é importante que, ao menos sucintamente e realçando o que nos interessa, façamos uma incursão por eles.

Sobre a tríade, vamos nos fundamentar em René Lourau. Foi ele que no livro *A análise institucional* (1995), sua *Thèse d'État* (que corresponderia à nossa tese de doutorado) apresentada em 1969 e publicada na França no ano seguinte, abordou, com base nas teorias institucionais advindas de um grande campo de saberes (filosofia, direito, sociologia funcionalista e marxismo, antropologia, entre outros), a insuficiência da noção de instituição existente até então, reestruturando-a, com base em Castoriadis e Hegel, vindo a se constituir na base de toda a AI.

Segundo ele, a instituição, compreendida como sendo as regras, a trama social concretizada em algo observável, em sua funcionalidade gera ou recria normas, dinâmicas e simbologias, novos modos de existência e de configuração das práticas sociais, num ciclo sem fim.

Aplicando esse mesmo movimento dialético, mas agora focado na contradição entre o que nos é dado como pronto e o que dele transformamos, temos o que foi denominado *processo de institucionalização*, um conceito que pretende ampliar a dualidade que se coloca pela ideia de conflito entre interesses particulares e gerais. Tese, antítese e síntese tomam a forma da sinergia dada pelos momentos da universalidade, particularidade e singularidade.

No primeiro, da universalidade, temos a afirmação de algo tido como verdadeiro. São normas gerais, universais e abstratas. É o reduto do instituído, do já pronto. Nele habita a ideologia que vai legitimar a ordem naturalizada como permanente, sob diversos feitios.

O segundo momento, antítese de seu precedente, seria o da particularidade: o universal tem como sua antítese o particular. Aqui, a norma geral e universal, ao ser encarnada num grupo caracterizado por certa origem social, idade, sexo, vai ganhar condições particulares e circunstanciais. Essa configuração ocasional da regra será diferente de quando estiver incorporada noutro grupo constituído por outra combinação de fatores. A antítese, portanto, trará outras peculiaridades. É o nível do dinâmico, do acontecimento concreto e específico daquela determinação antes universal. É o espaço para algo instituinte, que pode trazer uma nova dinâmica ao já estabelecido.

O terceiro momento, da síntese momentânea entre os dois anteriores, seria o da singularidade. Um instante de "integração em formas singulares de organização, de gestão, de administração, de funcionamento" (Lourau, 2004c, p. 63). Aqui é que se daria o delineamento momentâneo da institucionalização: "a sociedade funciona, bem ou mal, porque as normas universais, ou admitidas como tais, não se encarnam diretamente nos indivíduos, mas passam pela mediação de formas sociais singulares, de modos de organização mais ou menos adaptados a uma delas" (Lourau, 1995, p. 10)[2].

Resumindo o processo dialético descrito por essa tríade conceitual, temos que a *universalidade* da instituição é mediada por cada caso *particular*, incorporando-se de modo *singular* em determinado grupo. Ou a *tese* universal encontra uma *antítese* na particularidade de cada agrupamento e nele se *sintetizará* de modo singular.

Por sua vez, vejamos sobre o conceito de conserva cultural. Trata-se da

2. Corroborando com essa "mediação de formas sociais singulares", coloca-se o pensamento de Boltanski (1979, p. 119): "Os determinismos sociais não informam jamais o corpo de maneira imediata, através de uma ação que se exerceria diretamente sobre a ordem biológica sem a mediação do cultural que os retraduz e os transforma em regras, em obrigações, em proibições, em repulsas ou desejos, em gostos e aversões".

cristalização da ação criadora em um produto que passará a integrar o acervo cultural de uma determinada sociedade [...]. É a matriz cultural, científica, tecnológica, artística, linguística etc., onde é depositada a ideia criadora, para ser preservada. Implica um longo processo de criação e desenvolvimento espontâneo, que parte do momento em que começa a ação e continua até que o produto adquira a forma definitiva, quando será transmitido como conserva cultural. [...] como ato concreto e inalterável, poderá, por sua vez, provocar naqueles que a recebem um novo processo de espontaneidade criadora. (Menegazzo *et al.*, 1995, p. 62)

Temos, então, que a conserva, tornada matriz cultural, pode estimular nova espontaneidade criadora em quem a recebe: não estaríamos, até aqui, falando da conserva que se tornou algo *universal*, como uma *tese*, que em seguida, no momento da *particularidade* e como *antítese* (justamente por sair do geral e vir para o particular), pode gerar algo instituinte?

E continuam os autores:

que gerará um novo produto, que, novamente, constituirá uma conserva cultural e assim sucessivamente. A cultura de uma sociedade é constituída pela soma dessas conservas culturais, que formam o fluxo que assegura sua sobrevivência e ao qual a sociedade recorrerá para educar seus membros. (*Ibidem*)

Não seria um tipo de *síntese*, de *singularidade* momentânea de uma institucionalização que, universalizada, vai se transformar em nova tese instituída?

Na sequência: "As normas estáticas de conduta, embora não cheguem a se concretizar num produto, podem ser consideradas conservas culturais, que podem ser modificadas na evolução individual (*op. cit.*)". Agora, novo momento de *particularidade*, com minha ressalva de que o termo e o sentido não se reduzem ao individual, mas contemplam agrupamentos que, numa espécie de antropofagia, digerem o instituído e que, por isso mesmo, passa a ser instituinte.

Por fim, "Um papel é uma conserva cultural" (tese universal instituída), "até o momento em que um indivíduo dele se apropria" (antítese pelo particular) "e o desenvolve segundo seu processo espontâneo-criador particular" (*op. cit.*) (síntese momentânea instituinte). Ou, como dissemos, um grupo de indivíduos, constituindo uma singularidade que se diferenciará de outras.

Transcorrida essa trajetória, pela definição de conserva cultural aqui citada, podemos perceber que a noção de processo em movimento está colocada da mesma maneira pela qual se dá na conexão instituído-instituinte-institucionalização[3].

---

3. Igualmente podemos correlacionar as etapas de tomada de papel, sua experimentação e criação.

No entanto, quero ressaltar que não é incomum o fato de que, em muitos escritos ou relatos verbais feitos nos meios psicodramáticos, se dê certa prioridade à etapa que corresponderia ao instituído na AI. Ou seja, considerar a noção de conserva cultural restrita à fase do produto – nas suas diversas acepções – acabado e cristalizado. Talvez a própria denominação (conserva) utilizada para abarcar o fenômeno contribua para que isso aconteça. Assim, creio que a oportunidade de nos determos com maior acuidade nos seus diferentes estágios constituintes pode se mostrar relevante para a exploração e ampliação de um conceito que me parece, ao menos em sua nomenclatura, insuficiente para dar conta da movimentação que se propõe configurar.

Portanto, acredito que o exercício aqui realizado justifica-se ao realçar aspectos do construto teórico psicodramático em questão, lançando luzes para além da etapa da universalidade do instituído, destacando todas as idas e vindas que passam pela particularidade que pode ser instituinte, pela singularidade que se fará nova institucionalização e assim por diante. Quem sabe então se faça necessário demarcar de alguma maneira, intitulando, por exemplo, esses diferentes momentos que o constituem. Como não é nosso foco no presente trabalho, deixemos para outra oportunidade.

Considerações finais

Como dito inicialmente, as alternativas de intercâmbio entre as disciplinas são muitas. Discorri sobre conceitos da análise institucional tomando-os como espelho para que o princípio do que seja conserva cultural pudesse ser revisto e repensado. Noutras situações identifiquei frentes de leituras plurais e multirreferenciais (Ardoino, 1998) sobre um mesmo fato, pretendendo contribuir para que não mutilemos a realidade, complexa que sempre é. Exemplos disso foram demonstrados quando, dados os mesmos acontecimentos, pude compreendê-los da perspectiva do analisador (ocorrência que permite a análise do grupo/instituição) tanto quanto pela do protagonismo psicodramático.

Entretanto, não nos restringindo aos possíveis paralelos ou intercâmbios entre as duas áreas de conhecimento em pauta, mesmo porque elas apenas foram tidas como protótipos específicos para nossa reflexão, o empenho aqui feito foi na direção de oferecer certo tipo de repertório a subsidiar a checagem sobre a pertinência ou não de alguma espécie de troca ou de uso complementar entre disciplinas.

Assim, mantidos seus núcleos peculiares, a sugestão é conferir a coerência entre seus campos, dada por referências como a visão de mundo onde estão inseridos, o tipo de filosofia(s) que os fundamenta, seus métodos e objetos de estudo, entre outros que podemos observar.

Creio que os cuidados aqui aventados quanto aos modos de efetivar os tangenciamentos, as complementaridades, os paralelismos e as diferenciações não são em vão, tanto quanto as propostas feitas. Isso porque os territórios férteis são os que, no final das contas, podem produzir urdiduras mais consistentes.

Referências bibliográficas

ARDOINO, J. "Abordagem multirreferencial (plural) das situações educativas e formativas". *In*: BARBOSA, J. G. (coord.). *Multirreferencialidade nas ciências e na educação*. São Carlos: Editora da UFSCar, 1998.

BOLTANSKI, L. *As classes sociais e o corpo*. Rio de Janeiro: Graal, 1979.

BONNEWITZ, P. *Primeiras lições sobre a sociologia de P. Bourdieu*. Petrópolis: Vozes, 2003.

CAMPOS, G. W. S. *Um método para análise e cogestão de coletivos*. São Paulo: Hucitec, 2000a.

________. "Saúde pública e saúde coletiva: campo e núcleo de saberes e práticas". *Ciência & Saúde Coletiva*, ABRASCO, v. 5, n. 2, p. 219-30, 2000b.

CONTRO, L. *Nos jardins do psicodrama – entre o individual e o coletivo contemporâneo*. Campinas: Alínea, 2004.

________. "O todo nas partes – psicodrama com guardas municipais". *In:* FLEURY, H. e MARRA, M. (orgs.). *Práticas grupais contemporâneas*. São Paulo, Ágora, 2006.

________. *Psicossociologia crítica – A intervenção psicodramática*. Curitiba: CRV, 2011.

FERREIRA, A. B. de H. *Novo Aurélio Século XXI*. Rio de Janeiro: Nova Fronteira, 1999.

JAPIASSU, H. *As paixões da ciência – Estudos de história das ciências*. 2. ed. São Paulo: Letras e Letras, 1999.

LOURAU, R. *A análise institucional*. Petrópolis: Vozes, 1995.

________. "Objeto e método da análise institucional". *In:* ALTOÉ, S. (org.). *René Lourau: analista institucional em tempo integral*. São Paulo: Hucitec, 2004a.

________. "Pequeno manual de análise institucional". *In:* ALTOÉ, S. (org.). *René Lourau: analista institucional em tempo integral*. São Paulo: Hucitec, 2004b.

________. "O instituinte contra o instituído". *In*: ALTOÉ, S. (org.). *René Lourau: analista institucional em tempo integral*. São Paulo: Hucitec, 2004c.

LUZ, M. T. *Natural, racional, social: razão médica e racionalidade científica moderna*. São Paulo: Editora Hucitec, 2004.

MENEGAZZO, C. M.; TOMASINI, M. A.; ZURETTI, M. M. *Dicionário de psicodrama e sociodrama*. São Paulo, Ágora, 1995.

MONTAGNER, M. *A teoria da prática de Bourdieu e a sociologia da saúde: revisitando as Actes de la recherche em sciences Sociales*. 2003. Dissertação (Mestrado) – Universidade Estadual de Campinas. (Mimeo)

NUNES, E. D. "A questão da interdisciplinaridade no estudo da saúde coletiva e o papel das ciências sociais". *In:* CANESQUI, A. M. (org.). *Dilemas e desafios das ciências sociais na saúde coletiva*. São Paulo/Rio de Janeiro: Hucitec/Abrasco, 1995.

5 PSICODRAMA: ÉTICA, ESTÉTICA E TERAPÊUTICA

MOYSÉS AGUIAR

Introdução

Na busca de ampliação permanente de nossa competência como terapeutas, *lato sensu*, é muito importante para nós a informação a respeito do que andam fazendo nossos companheiros de jornada, mundo afora. Estamos atentos aos recursos técnicos que vão sendo desenvolvidos, às novas perspectivas, aos questionamentos, ao delineamento das dificuldades e das tentativas de superá-las, aos novos desafios que estão sempre sendo colocados. Abrimo-nos, ao mesmo tempo, para o que ocorre tanto no campo que circunda o nosso núcleo de atuação quanto em campos paralelos, que implicam olhares sob distintos ângulos e perspectivas.

Daí a relevância de refletir sobre a nossa prática, aprofundando nossa compreensão e fortalecendo nossos passos. Neste capítulo, proponho que nos debrucemos sobre o sentido ético da terapia, articulando-o com o seu sentido estético. Acredito que essa mirada é fundamental para que nos desvencilhemos tanto de uma epistemologia reducionista, que nos enrede no cientificismo (que se sobrepõe à verdadeira ciência), quanto da tentação tecnicista (que nos atrai para um fazer "benfeito" meramente operacional).

Nossa tradição cultural nos impele a raciocinar sempre em termos de determinadas categorias como se elas fossem compartimentos estanques. Podemos constatar isso, de maneira evidente, quando ouvimos, lemos ou falamos a respeito dos temas-título dessas considerações.

Ética e estética são consideradas ramos autônomos da filosofia. Em termos muito simples, talvez até mesmo simplistas, poderíamos dizer que a primeira cuida de valores enquanto a segunda, de belezas. Ambas nada teriam que ver com terapêutica, que cuida de saneamentos.

Nessa perspectiva, a ação terapêutica poderia ser examinada do ponto de vista ético, assim como qualquer ação humana, porém como se a ética fosse algo externo que define, de fora, parâmetros para a atuação de seus praticantes. Ao estabelecer normas em vez de discutir princípios, ela se confundiria com outra categoria estanque: a moral. O mesmo, quando vista de um ângulo estético.

No campo do psicodrama, há outra categorização que vem sendo insistentemente adotada, uma distinção entre psicodrama terapêutico e psicodrama não terapêutico, ou outra, entre psicoterapia psicodramática e "paraterapias" baseadas no psicodrama. A tentativa de articular essas categorias nos mostra um quadro interessante.

Em primeiro lugar, assume-se implicitamente que o psicodrama pode ser praticado num contexto de diversidade ética. Ou seja, cada operador de psicodrama possuiria sua ética própria e a imprimiria ao trabalho que realiza, discricionariamente. Nesse caso, em termos éticos, o psicodrama poderia ser considerado uma espécie de "terra de ninguém". Tal característica valeria tanto para o psicodrama psicoterápico quanto para o "outro", o não psicoterápico.

Do ponto de vista estético, considerações dessa ordem tendem a ficar completamente de fora quando se trata de terapia. Mesmo àqueles que acreditam que existe algo de "arte" no fazer terapêutico, essa crença não se traduz em reflexões significativas. Já no psicodrama "paraterapêutico", quanto mais ele se afasta do "psicoterapêutico", mais espaço proporcionaria para questões de ordem estética: no limite, teríamos o teatro espontâneo que se faz como mera produção artística, sem qualquer veleidade pragmática.

A ética do psicodrama

São sobejamente mencionadas algumas bandeiras éticas desfraldadas por J. L. Moreno, o inventor, desde suas primeiras aparições:

- no teatro, romper com a hipocrisia dramatúrgico-atoral, substituindo-a pela verdade do aqui e agora das pessoas reais;
- no acolhimento aos divergentes sociais e na luta por seus direitos, estimulando-os a reconhecer sua condição e se tornar sujeitos da própria vida;
- na busca de comprometimento e transparência nas questões de interesse da comunidade;
- na centralidade da verdade;
- na escuta respeitosa dos sentimentos e preferências pessoais, tomando-os como referência prioritária na busca de soluções para problemas coletivos, conflitos e dores psicológicas.

E na base de tudo isso, a liberdade. São propostas substanciais e bastante significativas.

Nos escritos psicodramáticos, a questão da ética tem sido um tema transversal, embora nem sempre abordado diretamente e com esse nome. No entanto, sua presença se faz sentir, de forma intrínseca, na medida em que o psicodrama se destaca, como práxis, por sua profunda implicação com os valores que norteiam as relações interpessoais, objeto privilegiado de sua proposta de intervenção.

Seus métodos e seus fundamentos teóricos estão saturados por valores que, em muitos casos, se contrapõem às posturas sociopolíticas hegemônicas em nossa sociedade. Alguns deles, herança moreniana. Outros, talvez nem sempre, podendo, inclusive, ser considerados um passo à frente, dado que os temas levantados pelo criador do psicodrama remontam a quase um século atrás, estando inicialmente vinculados à experiência europeia e, num segundo momento, à cultura norte-americana.

Mas nem sempre, é necessário reconhecer, a prática corresponde aos valores que se explicitam. Sobrevivendo num contexto permeado por ideologias sutilmente difundidas pelos meios de comunicação de massa, que desestimulam a reflexão e a tomada de consciência, alguns desses axiomas sucumbem à força de ideias tomadas como verdades, independentemente de qualquer movimento de comprovação.

A ética da/na intervenção

Psicodrama é uma forma de intervenção na realidade, que busca investigá-la para melhor conhecê-la e, ao mesmo tempo, promover nela transformações, suposta e pretensamente para melhor. Daí a necessidade imperiosa de se apropriar de sua ética.

Nesse sentido, vale a pena observar que há diferentes formas de intervenção, delineando pelo menos três âmbitos de atuação que, embora guardem entre si alguns pontos comuns, apresentam características próprias, significativas do ponto de vista de uma reflexão ética.

A primeira área tem o psicodrama como ferramenta de *ajuda*: faz-se psicodrama para ajudar alguém a resolver alguma situação problemática. Ora, na relação ajudante-ajudado, o comando das operações conjuntas cabe ao ajudado – e não ao ajudante, no caso, o psicodramista. O ajudado é o sujeito, senhor de sua própria vida. É ele quem estabelece suas necessidades, seus objetivos e o tipo de ajuda de que necessita para alcançá-los. O ajudante pode ter *know-how* nesse papel, tem suas estratégias, sua metodologia, seus conhecimentos específicos, mas sua competência só se materializa quando se subordina a quem solicita seus préstimos. Quando essa relação se inverte ou se distorce, as consequências negativas representam alto risco, seja em termos de fracasso em vista dos objetivos, seja em termos de agravamento dos problemas, mercê de desvios de várias naturezas.

A psicoterapia, como tal, se enquadra nessa categoria. O cliente que busca o terapeuta tem uma visão própria do que está buscando. Mesmo que circunstancialmente confuso, inundado por emoções intensas e desestabilizadoras, ele no fundo sabe o que quer e o que não quer, e essa sua definição indefinida precisa ser respeitada, sob pena de subverter-se o sentido da relação terapêutica. Todo manejo que represente uma eventual substituição de objetivos está sujeito a questionamento ético.

A segunda grande área é a do socorro. Trata-se de situações em que o socorrido encontra-se com a vida ameaçada devido à falência de recursos pessoais. A pessoa que vem em seu socorro assume, momentaneamente, a responsabilidade por todas as decisões, implementando-as à revelia do sujeito. Sujeitando-o, no sentido de impor-lhe um caminho, sem consulta, sem abrir espaço a qualquer manifestação de vontade. Caso típico é o da pessoa que está se afogando, ou então daquela que se encontra em meio a escombros (materiais ou imateriais). Ela tem de forçosamente deixar-se subjugar pela vontade do seu salva-vidas.

Do ponto de vista terapêutico, estamos diante de uma situação extrema. Algumas crises se enquadram nessa categoria, exigindo do profissional que as atende que lance mão de todos os recursos disponíveis para alcançar a indispensável e urgente superação. As internações psiquiátricas, o uso de medicamentos, a contenção física ou química podem fazer parte desse arsenal. A questão que se coloca é a pertinência dos critérios de avaliação da gravidade e do risco de cada caso em particular, avaliação que pode estar contaminada por pressupostos éticos autoritários e de dominação estrutural. Por outro lado, a história nos mostra quanto essa situação de emergência tende a ser estendida no tempo, justificando todo o secular sistema de tortura manicomial.

Em todo caso, respeitados os devidos limites, a questão ética do socorro introduz um novo conteúdo para a reflexão, uma vez que de certa maneira legitima a intervenção, mesmo considerando o "desrespeito" ao sujeito, atitude considerada necessidade imperiosa. A avaliação ética vai inclusive um pouco além, sugerindo considerar se além da permissão para agir não existe uma obrigação de agir – omitir-se, nessas circunstâncias, poderia ser eticamente desaconselhável.

A terceira forma de intervenção, talvez a mais complexa, é a atuação por *solidariedade*. Para bem caracterizar essa área, é necessário trabalhar com um conceito de solidariedade diferente daquele que é mais largamente utilizado, que a associa à benemerência, a uma espécie de generosidade filantrópica. Com efeito, o senso comum atribui à solidariedade um caráter unidirecional, turvando a vista, inclusive, ao considerá-la sinônimo de "compaixão". Entretanto, a acepção mais potente toma a solidariedade como o sentimento e a convicção de que estamos todos no mesmo barco e de que se ele afundar morreremos todos. Visto por esse ângulo, seria verdadeiramente o caso de uma "compaixão", de sofrer com o outro a mesma dor.

A perspectiva solidária permite superar a postura assistencialista que inspira, na maioria dos casos, as ações de natureza sociofilantrópica. Mas diferencia-se, indo mais além, também de outras posturas que, no fundo, são igualmente unidirecionais, como aquelas que estabelecem como objetivo "conscientizar" as pessoas que estão em desvantagem socioeconômica a respeito de sua realidade e da necessidade de fazer alguma coisa em benefício próprio. O vanguardismo político, expressão do desejo de hegemonia de um jeito de pensar as relações no plano social, pode vir travestido de uma pretensa "solidariedade"; feitas todas as contas, o que busca é a dominação.

Como se pode vislumbrar nessas considerações, as terapêuticas ditas "sociais" – no nosso caso, o sociodrama e o axiodrama – precisam ser avaliadas cuidadosamente, porque tanto podem ser armadilhas éticas para os bem-intencionados como armas poderosas, pele de cordeiro *prêt-à-porter*, em mãos mal-intencionadas.

O sentido da transformação

Não nos cabe, nestas reflexões, aprofundar uma discussão acerca da realidade que se pretende transformar. Até poderia ser uma digressão interessante, mas para os nossos propósitos basta tomar o conceito numa acepção mais próxima do senso comum, ou seja, a realidade é o que consensualmente se considera que existe de fato. Tampouco nos toca discutir quais critérios nos possibilitariam afirmar que eventuais transformações teriam sido para melhor. Trata-se de uma avaliação necessariamente subjetiva, ainda que em alguns casos possa ser até mesmo sistematizada.

Nessa perspectiva do conhecer e do transformar, tendo como pano de fundo as diferentes instâncias de intervenção, algumas questões relevantes são imediatamente colocadas.

Uma delas diz respeito ao que motiva nosso engajamento nessa tarefa. Quais são nossas verdadeiras intenções, explícitas e implícitas? Em cada uma das situações, que resultado pretendemos alcançar? A serviço do que e de quem estamos? Identificados esses vetores, cabe analisar sua legitimidade: temos o direito de intervir? Quem nos autoriza a fazê-lo?

Antes mesmo de balbuciarmos alguma resposta, eclode uma nova questão, que se refere aos limites: até onde podemos e devemos ir? A quem cabe definir e implementar esses parâmetros? Existe algum tipo de controle? Como aferir? E o que acontece quando os limites são ou não respeitados?

As perguntas que incluem um "quem ...?" e um "a quem ...?" nos remetem ao tema da responsabilidade. Temos condições de responder pelo que fazemos e pelas consequências de nossos atos? Sabemos quais são elas? Assumimos a responsabilidade? E, de novo, "quem": quem é o responsável? A quem cabe a responsabilidade?

Todas essas questões, aparentemente difíceis, tornam-se ainda mais complexas quando introduzimos outra vertente, que é a do dever – uma das respostas possíveis à pergunta a respeito da motivação. É, mesmo, nosso dever intervir? Quem o estabelece? Quem o define? Quem o legitima? É possível fugir a ele? O que nos levaria a descumpri-lo? Existe legitimidade nisso?

Esse bombardeio de perguntas é uma pequena amostra da necessidade e da complexidade das ponderações éticas. Elas acabam se sobrepondo a algumas preocupações – que se afiguram menores –, como o saber se um psicodrama público é ético ou não, pelo risco de expor a alcova de um eventual protagonista. Ou se é ético receber um cliente que já esteja em processo terapêutico com algum outro colega, conhecido ou desconhecido. Ou, ainda, atender pessoas que estão muito próximas do terapeuta ou entre si, na vida real. Ou "misturar" papéis, participando de festas junto com clientes.

Na verdade, as perguntas fundamentais acabam sendo formuladas e respondidas, de alguma maneira, por nossos atos e atitudes, no cotidiano do nosso "quefazer". Acham-se inscritas nos nossos corpos tanto as perguntas quanto as respostas.

No entanto, se quisermos ampliar nossa competência, precisamo-nos debruçar sobre elas, para não sermos ingenuamente levados pela correnteza do senso comum – sim, esse mesmo que nos diz o que é a realidade –, uma vez que o próprio senso comum está sujeito a influências poderosas, que o instituem e o modificam, atendendo a critérios que talvez não sejam exatamente os nossos.

O guarda-chuva estético

A ética pode ser considerada, e assim o é de acordo com algumas correntes de pensamento, um ramo particular da estética. Ou seja, os valores que informam nosso comportamento, nossa atuação perante nosso semelhante, se constroem sob a égide do belo. Essa ideia está presente até mesmo na linguagem popular, quando educadores (pais, mães, professores, adultos em geral) assinalam que determinados modos de agir são "feios" – em contraposição a outros, vistos como "bonitos".

No caso específico do psicodrama, essa intersecção ou sobreposição, quem sabe até mesmo indiferenciação, adquire uma relevância especial, visto que o psicodrama nada mais é do que uma aplicação prática específica de uma modalidade artística, o teatro espontâneo.

Mesmo as formas mais puras de arte – a arte pela arte, como mera expressão – implicam valores inscritos no campo da ética. Porque a arte, como forma de conhecimento, capta aspectos da vida, em geral dificilmente explicitáveis por meio de ferramentas mais racionais, e essa abordagem tem necessariamente uma referência ética. Em outras palavras, o que eu vejo no mundo, o que mobiliza o meu sentir, a forma que me impulsiona, sempre tem que ver com meus valores internalizados mais profundos. Os valores não constituem apenas parâmetros para o agir, eles são a janela da alma. Da alma do artista.

Quando adentramos o território da arte aplicada, aquela arte que é utilizada como ferramenta de intervenção na realidade, como apontamos acima, a questão ética se torna ainda mais aguda: a arte tem um potencial que supera quaisquer recursos "não artísticos", pelo simples fato de que atravessa fácil e tranquilamente as muralhas da racionalidade que erigimos em nossa defesa. Ela se comunica mais diretamente com nossa verdade submersa e por isso nos toca no âmago.

A reflexão estética se impõe, pois, quando tratamos do psicodrama. O descaso com a estética responde, em grande parte, pelas limitações do instrumento quando colocado em prática. Cenas feias são cenas pobres, mesmo quando conseguimos mobilizar emoções e lembranças significativas: os animadores de auditório, os pregadores religiosos, por intuição ou capacitação técnica, também conseguem efeito semelhante. O que é preciso saber é se essa mobilização é mera marola ou gera energia suficiente para impulsionar o giro da roda, para os objetivos que pretendemos alcançar.

Há quem argumente que as cenas feias são aceitáveis porque constituem a expressão mais espontânea dos protagonistas e atores "leigos", o que lhes conferiria legitimidade, justificando assim uma despreocupação com a estética. Talvez estejamos, nesse caso, diante de uma compreensão empobrecida do sentido tanto da estética quanto da espontaneidade, como se fossem incompatíveis entre si.

Por exemplo, podemos estar confundindo estética com o aparato impactante da arte elitizada – no caso do teatro, os efeitos conseguidos com a abordagem minuciosa de todos os elementos que compõem a linguagem teatral, ou seja, iluminação, sonoplastia, figurino, coreografia etc., o que demanda uma produção cara e demorada, incompatível com o "momento" e a pobreza grotowskiana do psicodrama.

A estética tem que ver com o potencial comunicativo, tanto maior quanto mais diretamente se estabeleça o vínculo entre o emitir e o receber uma mensagem, entre o sentir do artista e o do seu "interlocutor" (aqui, entre aspas para permitir uma generalização que abranja todas as formas de arte, cênicas, pictóricas, literárias etc.).

No caso do psicodrama, com base na experiência milenar do teatro, passando pelo teatro espontâneo, a "limpeza" da cena, a comunicação "sem ruídos", se alcança tomando pequenos cuidados, tais como atentar para a audibilidade e a visibilidade das atuações; para a delimitação dos contextos; para uma correta aplicação das técnicas fundamentais (trazer para o texto o subtexto e assim produzir a cena); para os sinais emitidos pela plateia, que informam sobre o seu envolvimento; para a criação coletiva e assim por diante. Música, adereços e recursos pictórico-escultóricos podem ser incluídos no arsenal, sempre com uma utilização que potencialize de fato a comunicação, evitando-se hipérboles estereotipadas que ao invés de facilitar acabam dificultando a produção estética.

Um dos aspectos essenciais da estética psicodramática tem que ver com a utilização do corpo, explorando todo o seu potencial comunicativo. Quando o psicodrama se torna excessivamente verbal, introspectivo, tendo como base operacional corpos paralisados e "inexpressivos" (na verdade, essa paralisação também expressa algo, ainda que não aproveitado), ele acaba perdendo sua força. O psicodrama que não utiliza o corpo fica a meio caminho entre a ação e a palavra, e aí se estiola. Nesse caso, as terapias assumidamente verbais podem ser até mais eficazes, pelo fato de serem mais consistentes em suas propostas.

A beleza é fundamental, dizia o poeta, falando de mulheres. Em termos terapêuticos, também. Uma cena bem construída costuma atingir melhor seus objetivos, tanto no plano da expressão do coinconsciente quanto no plano da mobilização transformadora.

Na verdade, talvez estejamos falando do óbvio, sem nos referir diretamente a ele (um pecado estético deste texto). O psicodrama tem como fundamento a espontaneidade e a criatividade. A liberdade para criar deveria ser, por conseguinte, o clima típico das sessões psicodramáticas (e aqui podemos tomar o psicodrama não apenas no sentido estrito, de aplicação do teatro espontâneo à abordagem de temas psicológicos, mas como a categoria geral que engloba a vida de grupos e comunidades).

Isso não se confunde com dramatizações caóticas porque, por outro lado, o conceito de espontaneidade com o qual trabalha o psicodrama nada tem que ver com o voluntarismo de fazer o que se quer, o que dá vontade. A desvinculação das conservas culturais implica, isto sim, que os indivíduos e as coletividades não precisam permanecer presos a fórmulas e soluções historicamente consagradas; antes, devem desfrutar sua liberdade para encontrar a melhor alternativa em cada situação concreta. A melhor alternativa inclui, necessariamente, os objetivos da ação – e não o agir sem pensar.

Nesse contexto, a liberdade para criar possibilita uma experiência transformadora, uma vez que está implícito no conceito de criação que os dados são tomados e manejados de um modo que transcende o já conhecido (trans-formar). O diretor de psicodrama, na sua função de facilitador, proporciona os recursos para que essa criação aconteça: o *setting* terapêutico inclui não apenas uma estrutura material, mas também um referencial de comportamento. Esse referencial – lócus, em sentido amplo – é, metaforicamente, um esqueleto ágil, com todas as articulações e sustentações em total disponibilidade e em pleno funcionamento, um corpo saudável, capaz de utilizar ao máximo seu potencial de movimento e de ação.

O psicodrama-arte

Esse aspecto do psicodrama-arte não tem sido discutido mais intensa e extensamente na literatura psicodramática tradicional, que está mais voltada para uma exploração "científica" do comportamento humano e para um resultado operacional que se traduz em termos de "cura" ou "solução de problemas". Escuda-se essa tradição tanto nas leis de mercado ("o que os clientes buscam é isso") como num privilegiamento da ciência como forma de conhecimento, embarcando na hegemonia a ela atribuída pela sociedade ocidental dos últimos séculos, em detrimento de outras vias de acesso ao saber, tais como a religião, a magia e a arte (e, por que não, a terapêutica?).

Outra possível razão para o desbotamento do psicodrama-arte é não encontrar espaço no âmbito da arteterapia, tendo em vista a conotação por ela adquirida historicamente. Nessa vertente, existem dois pressupostos que nada têm que ver com o psicodrama. Um deles é o que reduz a arte ao ramo das chamadas artes manuais plásticas (desenho, pintura, modelagem, colagem etc.), com virtual abandono ou periferização das artes cênicas. Outro, é que a produção artística se constitui em material para ser interpretado, como alternativa à palavra, porém dentro dos mesmos parâmetros da livre associação psicanalítica. Na história do psicodrama, aliás, podemos encontrar uma corrente que toma a cena como matéria-prima para a interpretação, podendo esta ocorrer tanto dentro da própria dramatização, por meio dos egos-auxiliares, como na etapa de comentários (também considerada o momento em que o psicodrama se transforma em psicoterapia de grupo).

É possível identificar, em nossos dias, dentro do movimento psicodramático, uma retomada do potencial terapêutico da produção artística em si, sobretudo aquela que é feita coletivamente. Em termos da fundamentação teórica, a produção coletiva é o momento de facilitação da experiência télica, quando todos os envolvidos lançam mão e desenvolvem sua capacidade de entrosamento, descobrindo formas de participar de um projeto criativo comum. Essa mesma redescoberta localiza o psicodrama ao lado de e em contato com as teorias contemporâneas de ensino-aprendizagem, que colocam na linha de frente a construção coletiva do conhecimento (em contraposição à transmissão do conhecimento de um indivíduo que sabe para outro que não sabe).

Vimos anteriormente duas coisas: uma, que ética e estética podem ser apenas lados diferentes da mesma moeda; outra, que os valores éticos estão presentes transversalmente na prática psicodramática (como em outras práticas também, mas em tese não seriam necessariamente os mesmos valores). Vamos tentar ver como isso funciona.

O valor-chave subjacente à espontaneidade-criatividade é a liberdade. Podemos afirmar que a espontaneidade é a face responsável da liberdade, uma vez que conduz o homem a assumir seu próprio destino por meio da criação de soluções partindo de si mesmo, sem submeter-se a fórmulas impostas pela cultura e pelos poderes instituídos, de rosto à mostra ou disfarçado.

Por outro lado, a proposta de produção coletiva implica um valor fundamental que é a coletividade, em contraposição ao individualismo. Num primeiro momento poderia parecer que essa perspectiva anula o indivíduo. Na realidade, entretanto, ele não é negado; antes, é afirmado em seu potencial, que se torna tanto maior quanto mais integrado ele é ao coletivo. Esse é um dos sentidos da catarse de integração, um dos conceitos psicodramáticos que perdem sua força quando colonizados pelo pensamento solipsista (que vê a catarse como mero catabolismo individual).

A investigação da realidade por meio da arte, associada ao conceito de espontaneidade, busca encontrar não "o" sentido de determinado fenômeno, dor ou conflito, mas sim ampliar o leque de sentidos possíveis, o que é condição para o processo criativo tanto em termos artísticos estritos como na vida como um todo. Essa abordagem tem uma implicação ética importante, que é a debilitação do pensamento hegemônico, ou seja, da ideia de que existe uma única verdade, alguém a deter e de ser preciso concordar com o detentor para atingi-la.

A verdade, como conteúdo ético, assume, nesse caso, um sentido libertador, uma vez que é evitada a grande mentira de afirmar que ela existe e está num lugar determinado, alimentando pretensões competitivas para definir quem está de posse dela. Como ela é propriedade coletiva e se encontra em "lugar incerto e não sabido", dispersa mas não diluída, sempre incompleta porque é maior do que a capacidade de um único indivíduo ou mesmo de toda a coletividade de absorvê-la, isso estimula a complementaridade como valor ético. Além da permanente abertura para o outro e para o novo.

À guisa de conclusão

Tais reflexões não pretendem esgotar o assunto, apenas levantar algumas questões preliminares, sugerindo um foco para as considerações éticas que nos permita erguer os olhos para a amplidão do horizonte e, ao mesmo tempo, mirar as profundezas. O mesmo, no tocante às considerações estéticas. Não se trata de incorporar algumas técnicas de embelezamento das dramatizações, o que com certeza é possível, em prazo curtíssimo, bastando algumas dicas e um pouco de boa vontade. O belo está estreitamente vinculado aos valores que norteiam nossa vida em comunidade, ao mesmo tempo que eles estão voltados para o belo em nossas relações. É nessa conjunção que podemos assumir o artístico do psicodrama sem cair no elitismo ou no "hippismo" (não precisamos desenvolver uma aparência exótica nem sobreviver da venda de artesanato).

Sobretudo, nossas reflexões vão mostrar que não é possível adotar, no campo em que atuamos, uma forma linear de pensamento. O pensamento sistêmico pode nos ajudar a fazer essa integração, na medida em que nos permite vislumbrar a interconexão visceral entre os vários aspectos, sem exclusivizações e sem tirar os pés do chão.

Por outro lado, vale não esquecer que a realidade comporta contradições inconciliáveis, sugerindo que o trânsito entre polos opostos é condição de sobrevivência – a alienação é a negação da contradição e a fixação em um de seus polos. Quando as contradições nos incomodarem, teremos alguma pista para supor que podemos estar no caminho certo. É o que vamos, com certeza, encontrar quando nos aprofundarmos no sentido ético da intervenção terapêutica, assim como no sentido estético de nossa prática (outros saberes nos serão exigidos, implicando novos desafios de compatibilização, um processo sem fim). Como as utopias, são por definição inatingíveis, com o mérito de nos fazer caminhar.

6 PODERES, PAPÉIS E GÊNEROS

DEVANIR MERENGUÉ

No projeto socionômico de Jacob Levy Moreno, e dentro do que o autor acredita ser elemento acessível e transformável, encontramos a noção de *papel*. A obra moreniana está basicamente assentada na ideia de uma sociedade a ser transformada, modificada. Nesse sentido, o papel social produzido em determinada cultura é, portanto, atravessado pela história, pela mentalidade de um tempo e um lugar, de uma economia e tantos quantos forem os elementos disponíveis nessa construção.

Sabemos que recolhe o conceito da sociologia e da antropologia, mas que este é imensamente problematizado quando o mergulha na cena teatral; faz uma psicologização e, em seguida, uma despsicologização da noção de papel. Esses trânsitos conceituais, já apontados na obra de Naffah Neto (1979), mereceriam maior aprofundamento, tal sua importância.

Este texto tem como foco a discussão da possibilidade de criação de novos papéis sociais tendo como sujeito da pesquisa o travesti e a/o transexual: o que esses sujeitos podem ensinar sobre a produção de papéis sociais na paisagem urbana; como essa "ferveção" do universo trans revoluciona o conceito de gênero e, ainda, qual o custo dessa nova produção?

É impossível negar a sedução/rejeição que os travestis provocam na sociedade normatizada. De um lado, temos a personagem urbana que, com alguma frequência, vemos circular por ruas escuras, confinada, porém, em áreas conquistadas ou delimitadas que, com frequência, não estão entre aquelas consideradas mais nobres urbanisticamente falando, produzindo com sua passagem e *performance* uma mulher hipererotizada. Ou todos os descaminhos percorridos pelos(as) transexuais. Por outro, uma eterna e insistente ameaça de borrar os gêneros feminino e masculino, uma das mais cuidadas conservas culturais da humanidade. Assim, a fascinante mulher guarda um pênis ameaçador. Ou um pênis poderoso que *não combina* com uma sedutora garota... Esse trânsito pelos gêneros discute verdades universais arraigadas pelas raças e culturas humanas.

Muitos papéis sociais estão, como sabemos, amarrados, em algum ponto, às leis produzidas pelo Estado. Os delitos e contravenções estão na mira dos poderes vigentes, oficiais ou não. Compreender as dissonâncias entre papel e sociedade, como estão distribuídos dentre as classes, grupos, etnias e gêneros, significa cartografar universos apontando controles e dominações.

Este projeto visa, utilizando a discussão apontada acima, ir um pouco além da questão dos gêneros para retomar a ideia de papel, na tentativa de dar a este mobilidade em diversos contextos nos quais aparece. Fica impossível falar de papel sem mencionar alguns outros conceitos: todo o complexo teórico elaborado por Moreno não está construído por elementos isolados, mas por noções interdependentes, amarradas umas às outras.

O papel social se modifica nos tempos, mas também nos lugares em um mesmo momento. O travesti que se prostitui pode ser mais ou menos valorizado do que aquele que se apresenta em um palco, por exemplo. Ou o transexual que passa por uma cirurgia para mudança de sexo pode ter mais ou menos *justificativa* para seu comportamento do que o travesti que *não quer mudar de sexo*. Ou, ainda, aqueles que se estabelecem socialmente como *homem* podem ser mais valorizados do que os que desejam ser *mulher*. Ou vice-versa.

Por estar fora do normatizado, travestis espelham, de um modo mais ou menos inconsciente, a artificialidade com que são construídos historicamente os papéis: tudo é teatro e tudo é verdade. Essa discussão interessa quando pensamos o papel social como um discurso de controle.

A noção de papel, desse modo, é algo *conceitualmente* rígido. Um papel social está submetido aos controles de uma ordem, mas sua insurgência em espaços públicos produz, do mesmo modo, não necessariamente a passividade, mas atitudes reativas, escapes, saídas escusas, invenções não catalogadas. Assim, nem sempre conceito e experiência se aproximam. Podem até indicar antagonismo, possibilidades distintas.

Moreno, ao estabelecer o *palco* como lugar de discussão, uma espécie de *ágora* contemporânea, reafirma a importância de enfrentar o real para melhor construí-lo: a realidade é pobre, a cotidianidade é regida pela superficialidade, os textos que os atores sociais recitam são marcados pela mediocridade. Assim como os artistas inconformados pela banalização da vida, Moreno propõe a discussão constante das cenas cotidianas, restaurando, modificando, inventando o mundo das relações humanas. Não se trata, portanto, de negar a realidade, nem de produzir universos paralelos desconectados dessa realidade. O projeto moreniano visa de modo claro e objetivo encarar as dissonâncias dessa realidade, produzindo uma *f(r)icção,* esfregando imaginário e papéis sociais.

Defino f(r)icção como a experiência de criar papéis levando em conta elementos do imaginário social, conectados com determinada realidade, produzindo, assim, algo entre a ficção e o residual dessa realidade. Esse processo não acontece de modo sereno, mas dolorido, trabalhado. Travestis e transexuais encarnam essa experiência de modo impressionante. A construção de personagens dentro das artes cênicas ocorre do mesmo modo, mas, nesse caso, restrito ao espaço dramático.

O universo trans

Travestis e transexuais, no presente recorte, tentam romper com a série instituída pelas sociedades de controle que premiam o masculino e o feminino supostamente puros – sempre dispostos nesta ordem: o masculino dominante e o feminino dominado – e punem a ambiguidade que não se deixa capturar. Sim, porque a ambiguidade dócil é também desejável pelos sistemas, rapidamente transformada em produtos e mais controles. Interessa, pois, o que não se deixa instituir, mas, do mesmo modo, porque se deixa instituir quase sempre.

O conceito de heteronormatividade (Butler, 2008) diz respeito aos modos, hábitos e estruturas que fazem a heterossexualidade parecer coerente e privilegiada, devendo o masculino e o feminino marcados e encarnados ser desempenhados por um homem e uma mulher. Uma norma fartamente autorizada e largamente repetida pelos indivíduos que, de modo acrítico, a reconhecem. O tanto de distância a que travestis e transexuais se colocam dessa norma será, consequentemente, a intensidade da discriminação. A heteronormatividade pressupõe um sem-fim de encenações institucionais que garantem, na reprodução incessante, sua continuidade.

O projeto heteronormativo está basicamente estabelecido sob a ideia da família nuclear, com controles estritos sobre o que deve e o que não deve acontecer com a sexualidade (neste ponto de vista entendida no singular), como a penetração pênis-vagina. Importam ainda a monogamia, a regulamentação da procriação, o prescrito para a mulher e para o homem em termos atitudinais, o cuidado com a sexualidade das crianças, a idade para começar a ter experiências sexuais etc. E, além disso, por onde andar, com quais companhias, o que vestir, os bons pensamentos, o que deve ser dito, mostrado, vivido e o que não deve... enfim, tudo que se pressupõe como sendo "bom" e não ambíguo e, por isso, não dificulte os controles.

Entre a norma e o assegurado desvio *não* se pressupõem infinitos meios-tons e inclassificáveis possibilidades e formatos que a sexualidade humana pode inventar.

O que é um travesti? Na bibliografia pesquisada pode ser alguém que constrói o corpo com hormônios e silicone ou alguém que nunca pensou nisso, alguém que deseja retirar o pênis ou alguém que nunca pensou nisso. Pode ser também uma transexual que vive como um travesti. Ou um travesti que começa a se dar conta que talvez seja uma transexual. Talvez um *gayzinho* que começa a se prostituir e a utilizar hormônios femininos. Pode ser ainda uma "diva", um travesti que já se prostituiu na Europa. "Finos" que se situam territorialmente em lugares diferentes dos que ficam na "rua da neca" [pênis], ou seja, que podem ser considerados vulgares por trabalharem expondo e alisando seus pênis. Pelucio (2007) define como *travestilidade* toda essa gama de indivíduos que rompem as fronteiras dos gêneros, transitando por eles, fazendo ou não modificações no corpo, mas, com certeza, usando roupas e indumentárias femininas.

No universo trans, com alguma frequência, confirma-se o binarismo apregoado pela heteronormatividade, na medida em que, por exemplo, o travesti busca um "marido" e nas suas atitudes copia uma mulher cheia de *glamour*. Ou seja, na distância, reproduz em espelho a sociedade que a rejeita. Mas seria apenas isso?

O papel de travesti se constrói durante uma vida. Não parece ser incomum nos relatos dos pesquisadores aqui citados (ver, por exemplo, Benedetti, 2005, p. 96) que o menino seja expulso de casa, espancado pelo pai ou pelos irmãos e, após isso, inicie uma carreira de construção de um corpo, sendo a prostituição, usualmente, a saída possível. O percurso no espaço de uma cidade pequena para uma grande metrópole é, também, frequente. E de uma grande cidade, se for bonito e feminino o suficiente, para a Europa é o sonho de todo candidato a ser um belo travesti. E, ao que parece, não surge como dado relevante ser de outra classe, senão de uma economicamente muito desfavorecida. Existem travestis das classes média e alta? Caso eles existam, onde estão? Por que os travestis são *sempre* pobres?

Pelucio (2007, p. 78), na tese citada, descreve assim a mobilidade do mundo trans:

> As travestis não se fixam. O corpo muda, o gênero oscila, os endereços se alternam, os celulares são trocados constantemente. Debruçar sobre essa mobilidade/fluidez é uma forma de pensar a própria constituição dessa cultura sexual, pensá-la em relação com seu entorno e, assim, com a heteronormatividade. A circulação das travestis, ainda que intensa, se faz pelas margens. É nesse território da abjeção que elas articulam suas redes fluidas que se articulam "no aqui", para se desmancharem em um momento impreciso e se constituírem em outro lugar, um lugar sempre marcado, cujos nós são, paradoxalmente, fixos.

Um movimento frequente se dá em torno da figura masculina, seja o cliente ou um "marido". Existe a expectativa de encontrar um "homem de verdade": aquele que como marido precisa exibir, no espaço público, o estereótipo masculino exacerbado e, no privado, ser exclusivamente ativo nas relações. Ante qualquer mudança que acene para o mais leve traço de feminilidade nesse homem, logo ele será rotulado de "maricona". Existe uma clara diferença entre o que o travesti que se prostitui pode fazer com um cliente e o que pode fazer em casa, se tiver a sorte de encontrar o tal homem ideal. Na "pista" [o território da prostituição] pode tudo, desde que devidamente contratado entre o travesti e o cliente. Em casa, é preciso que fiquem bem marcadas as regras que o travesti e o marido devem desempenhar, mantendo um binarismo muito rígido, na fala de alguns. Ninguém garante, no entanto, que tudo nessas falas corresponda à descrição absolutamente fidedigna do que acontece de fato.

Desse modo, com certa facilidade encontramos o binarismo exacerbado implícito no "projeto" heteronormativo. Paradoxalmente, porém, atuam sobre uma extrema dúvida: ficam situados em uma região fronteiriça, movediça, em que as certezas se desfazem com uma frequência que impressiona. Denizart (1997) mostra como a extrema feminilidade buscada pelo travesti se junta a outras características tidas como masculinas, como autonomia, força de vontade, desejo de independência e, se for preciso, extrema agressividade. E, confirmando essa ideia, escreve Benedetti (2005, p. 96):

> O feminino travesti não é o feminino das mulheres. É um feminino que não abdica de características masculinas, porque se constitui de um constante fluir entre esses polos, quase como se cada contexto ou situação propiciasse uma mistura específica dos ingredientes do gênero.

No ensaio de Bosco (2007), a ambiguidade do travesti parece ser elemento de sedução. Escreve ele, apoiado pelo pensamento da argentina Beatriz Sarlo: "[...] a ambiguidade está à mostra no corpo montado por hormônios e silicone, corpo que pode tender a um feminino puro, mas que nunca o alcança, nunca é capaz de apagar completamente as pistas do masculino".

A tentativa de apagar o masculino sem, no entanto, destruí-lo inteiramente faz parte do jogo ambíguo. A questão da ambiguidade aparece em Peres (2005, p. 25), quando diz:

> [...] o corpo do travesti traz em seu bojo a ambiguidade, a surpresa e a confusão dos códigos de inteligibilidade: um corpo aparentemente feminino que tem entre as pernas o órgão sexual masculino e, mais ainda, faz uso dele. Uma ambiguidade que coloca em xeque as classificações sexuais e os gêneros tradicionais, deixando muita gente confusa e perdida frente a essas novas identidades sexuais e de gênero.

Vale a pena discutir se as tais "novas identidades" são novas no sentido temporal ou apenas atualmente estão sendo discutidas.

Benedetti, na citada pesquisa feita por meio da investigação realizada nas ruas e casas de Porto Alegre, mostra como se constrói um corpo visando transformar-se em um travesti. Segundo ele, as mudanças começam pelo cabelo e pelas mãos: cuidados intensos. As unhas são absolutamente associadas a um feminino. O rosto e a maquiagem são focos de atenção constante. Há todo o problema com os pelos (símbolo de masculinidade para eles e, ao que parece, para toda uma cultura), especialmente a barba, visando a uma completa mudança para uma "pele de pêssego". Outro quesito vital é a mudança da voz, entendida como fundamental para ser um travesti. As marcas no corpo deixadas pelas cirurgias e outras intervenções são também descritas pelo autor como algo bastante comum, pois traduzem o investimento deles no sentido da transformação. A construção do feminino pede, obviamente, roupas insinuantes e sapatos que constituem importante fator na *montação* ou *montagem* (o ato de vestir-se "de mulher").

São fundamentais os tratamentos com hormônios que proporcionarão profundas modificações corporais, muitas vezes iniciados na puberdade. E o silicone que produz um corpo com curvas, absolutamente desejáveis pelos travestis e por seus clientes. Não raro, os travestis têm muitos problemas com a aplicação do produto, feita tantas vezes por pessoas não qualificadas para tal prática. A cirurgia plástica é desejada para modificar o nariz, aumentar os lábios ou o tamanho dos olhos.

Nos travestis a mudança de sexo, segundo alguns desses estudos, não é especialmente desejada, pois sabem a importância do pênis no negócio da prostituição. É, ao que parece, assunto frequente entre elas a ideia de uma mudança de sexo. No estudo de Silva (2007, p. 63) feito com travestis no Rio de Janeiro, surge uma observação interessante sobre o tema: a mudança de sexo seria um recurso a mais para reiterar o desejo de ser um travesti, mas efetivamente acontece pouco.

No estudo de Bento (2006) sobre sexualidade e gênero na experiência transexual, a pesquisadora constata que "os/as transexuais não conseguiram descolar-se do destino biológico, uma vez que o gênero que significa 'transexual' será o de nascimento". Segundo a estudiosa, a nomenclatura oficial utilizada para definir transexualismo diz respeito àquelas "pessoas que vivem uma contradição entre corpo e subjetividade. O 'ismo' é denotativo de condutas sexualmente perversas, como, por exemplo, homossexualismo".

A lógica da patologização está evidente na vida desses transexuais que passarão por uma impressionante via-crúcis até conseguir a cirurgia para mudança de sexo, quando a intervenção surge como uma possibilidade. No mesmo estudo, Bento (2006, p. 46) escreve:

> O saber médico, ao dizer transexual, está citando uma concepção muito específica do que seja um/a transexual. Esse saber médico apaga a legitimidade da pluralidade, uma vez que põe em funcionamento um conjunto de regras consubstanciado nos protocolos, que visa encontrar o/a "verdadeiro/a transexual". O ato de nomear o sujeito de transexual implica pressuposições e suposições sobre atos apropriados e os não apropriados que os/as transexuais devem atualizar em suas práticas.

Bento (2006, p. 229) vai apontar, inclusive, a enorme pluralidade situada sobre o rótulo de transexual, frequentemente desprezada pelo saber médico e psicológico. Assim, depois

> de anos frequentando sessões de terapia, fazendo exames rotineiros, submetendo-se a vários testes de personalidade, a sessões de fonoterapia, ainda paira uma dúvida nos membros da equipe: "Será que ele/a é um transexual de verdade?" Na produção do diagnóstico, o único mapa seguro que orienta a movimentação dos membros da equipe são as verdades aceitas socialmente para se definir "um homem/uma mulher de verdade". (*Ibidem*, p. 230)

A tal *saída do armário* (Sedgwick, 2007) para transexuais é algo imposto por um desejo, mas também estampado em um corpo que teima em não se adaptar a um mundo das normas no que diz respeito aos gêneros, o que difere, tantas vezes, do processo suportado por homossexuais que utilizam todo tipo de artimanhas para se proteger.

O preconceito contra os travestis tem inúmeras facetas, como vimos, mas com certeza está assentado em algo básico, primordial: o rompimento com algo "natural" como o sexo biológico "se autorizando" um gênero que difere daquele "dado pela natureza". Nesse sentido, me pergunto se tal "atitude" não seria algo mais violento ainda para o padrão heteronormativo e geraria ainda mais preconceitos do que aquele gerado contra os/as transexuais. O desejo de mudança de gênero, ou se com/formar em um ou outro gênero, pode trazer algo de apaziguador para uma sociedade heteronormativa, embora isso em nada diminua o sofrimento do/da transexual nem a crueldade constante impingida contra suas aparências, seus plurimorfismos. Os travestis, desse ponto de vista, seriam mais *abusados*: como ousam "romper com a natureza" aderindo irritantemente a um gênero sem abrir mão inteiramente de outro?

As teorias da diferença

Todo o pensamento de Michel Foucault é marcado pelo horror à ordem unida, aos gestos disciplinados, às atitudes seriadas, à igualdade que oprime, cada vez mais presente a partir de *Vigiar e punir* (Foucault, 2007). Incomodava/ incomoda a ideia da unidade. A busca é pela singularidade, pela diferença. No dizer de Souza Filho (2008), porque "todo o seu pensamento foi orientado pela concepção radicalmente negadora da tentação do uno". O interesse do filósofo pelas "morais" greco-romanas antigas deve-se à não "tentativa de imposição de uma moral única a todos, mas produção de 'morais' de grupo, orientadas para éticas e estilizações da vida, para estilos de grupo e para grupos". Na continuidade de sua escrita, o mesmo autor dirá que em Foucault "era a liberdade que olhava o poder", cuidando, desse modo, das novas e elaboradas sujeições.

No dizer de Roberto Machado (*apud* Foucault, Introdução, 1984), que sintetiza o pensamento do filósofo na Introdução de *Microfísica do poder*:

> A ação sobre o corpo, o adestramento do gesto, a regulação do comportamento, a normalização do prazer, a interpretação do discurso, com o objetivo de separar, comparar, distribuir, avaliar, hierarquizar, tudo isso faz com que apareça pela primeira vez na história esta figura singular, individualizada – o homem – como produção do poder.

E para Foucault todo saber tem sua gênese nas relações de poder: as verdades de um tempo e um lugar são aí engendradas e não fora dessas relações.

O dedo na ferida foi colocado sem cerimônia no seminal *História da sexualidade I – a vontade de saber*, publicado originalmente na França em 1976 (Foucault, 1985, p. 45):

> O poder funciona como um mecanismo de apelação, atrai, extrai essas estranhezas pelas quais se desvela. O prazer se difunde através do poder cerceador e este fixa o prazer que acaba de se desvendar. O exame médico, a investigação psiquiátrica, o relatório pedagógico e os controles familiares podem, muito bem, ter como objetivo global e aparente dizer não a todas as sexualidades errantes ou improdutivas, mas, na realidade, funcionam como mecanismo de dupla incitação: prazer e poder. Prazer em exercer um poder que questiona, fiscaliza, espreita, espia, investiga, apalpa, revela; e por outro lado, prazer que se abrasa por ter que escapar a esse poder, fugir-lhe, enganá-lo ou travesti-lo.

Trata-se, pois, do que Foucault chama de uma "ortopedia discursiva": discurso, aqui, não diz respeito simplesmente a um texto, mas ao próprio campo da constituição do conhecimento. Ou, na compreensão foucaultiana, do poder.

Focando ainda a questão da sexualidade e seu entrelaçamento com o saber-poder, escreve Foucault (1985, p. 48): "[...] é através do isolamento, da intensificação e da consolidação das sexualidades periféricas que as relações do poder com o sexo e o prazer se ramificam e multiplicam, medem o corpo e penetram nas condutas. E, nesse avanço dos poderes, fixam-se sexualidades disseminadas, rotuladas segundo uma idade, um lugar, um gosto, um tipo de prática". E no mesmo parágrafo, um pouco adiante: "[...] inumeráveis lucros econômicos que, por intermédio da medicina, da psiquiatria, da prostituição e da pornografia, vincularam-se ao mesmo tempo a essa concentração analítica do prazer e essa majoração do poder que o controla. Prazer e poder não se anulam; não se voltam um contra o outro; seguem-se, entrelaçam-se e se relançam".

As sexualidades divergentes devem ser reguladas por

> uma rede sutil de discursos, saberes, prazeres e poderes; não se trata de um movimento obstinado em afastar o sexo selvagem para alguma região obscura e inacessível, mas, pelo contrário, de processos que o disseminam na superfície das coisas e dos corpos, que o excitam, manifestam-no, fazem-no falar, implantam-no no real e lhe ordenam dizer a verdade: todo um cintilar visível do sexual refletido na multiplicidade dos discursos, na obstinação dos poderes e na conjunção do saber com o prazer. (Foucault, 1985, p. 70-1)

Foucault (1985, p. 138) foca o material, as práticas, os discursos, as práticas discursivas. A sexualidade, por sua importância, adquire contornos inusitados: "[...] estamos em uma sociedade do 'sexo', ou melhor, 'de sexualidade': os mecanismos do poder se dirigem ao corpo, à vida, ao que a faz proliferar, ao que reforça a espécie, seu vigor, sua capacidade de dominar, ou sua aptidão para ser utilizada".

No curso ministrado no Collège de France em 1974-1975, período imediatamente anterior à publicação do livro acima citado, e cujas aulas foram transcritas em *Os anormais* (Foucault, 2001), a questão da sexualidade aparece associada ao tema dos "monstros", assunto que atravessa o curso em foco. Deve-se mencionar, no entanto, que esses cursos nada tinham em comum com os livros publicados, embora a partir dos anos 1970, Foucault tenha se dedicado à genealogia das relações poder-saber.

Nessa genealogia encontra, na segunda metade do século XVII, a figura do "monstro sexual" quando "a figura do indivíduo monstruoso e a figura do desviante sexual [começam a] se comunicar" (Foucault, 1985, p. 76). Tempo no qual a masturbação, por exemplo, passa a ser duramente controlada – conduta que perdurará até o início do século XIX. Mas o monstro sexual daquele momento da história diz respeito ao misto dos dois sexos: "quem é ao mesmo tempo homem e mulher é um monstro" (*ibidem*, p. 79). Entra em voga então o ato de esquadrinhar o corpo e o desejo, de separar e catalogar práticas, de ensinar e indicar, de falar do que é transgressivo.

A monstruosidade está ligada a uma transgressão. Assim, escreve: "Transgressão [...] dos limites naturais, transgressão das classificações, transgressão do quadro, transgressão da lei como quadro" (*ibidem*, p. 79). E pouco adiante acrescenta: "[...] a desordem da natureza abala a ordem jurídica, e aí aparece o monstro". [...] "É igualmente monstro o ser que tem dois sexos e, por conseguinte, que não se sabe se deve ser tratado como menino ou como menina; se se deve ou não autorizá-lo a se casar e com quem; se pode ser titular de benefícios eclesiásticos; se pode receber ordens religiosas etc." (*ibidem*, p. 81-2).

O caráter seminal do pensamento foucaultiano fortemente agressivo e dispersivo, pois feito de temas não tão desenvolvidos e, no entanto, intensos e carregados de significados, faz lastro para o que viria a ser desenvolvido pela chamada *teoria queer.* Esta, por sua vez, não chega a ser uma escola, mas autores e, mais propriamente, autoras que se identificam com a questão dos gêneros e os fios temáticos que a perpassam. Aí se situam com muito ou pouco conflito entre elas.

O ato de nomear um corpo como "menina" ou "menino" instala um processo que deve seguir em determinada direção (Louro, 2008). Butler (2006, p. 83, tradução minha), em seus escritos, argumenta que esse ato visa basicamente reiterar a sequência sexo-gênero-sexualidade dando-lhe um caráter pré-cultural, imutável, a-histórico e binário. Escreve ela: "A norma confere realidade ativamente; de fato, a norma se constitui como tal apenas em virtude da repetição de seu poder de conferir a realidade".

É preciso, portanto, repetir essa verdade, reiterando-a sempre que possível. Butler (2007a, p. 28-9, tradução nossa), em um prefácio escrito dez anos após o lançamento de *Problemas de gênero* (*Gender and trouble*), anteriormente citado, anota:

> Na medida em que as normas de gênero (dimorfismo ideal, complementaridade heterossexual dos corpos, ideais e domínio da masculinidade e da feminilidade adequadas e inadequadas, muitos dos quais estão respaldados por códigos raciais de pureza contra a mestiçagem) determinam o que é inteligivelmente humano e o que não, o que se considera "real" e o que não, estabelecem o campo ontológico em que se pode atribuir aos corpos expressão legítima.

O objetivo da obra, no olhar da própria autora, é indicar "a violência que exercem as normas do gênero".

O conceito de *performatividade* é tomado emprestado por Butler da linguística e aparece com frequência em seus escritos. A importância desse conceito diz respeito justamente à ideia de reiteração daquilo que constata: continuada e repetidamente um corpo é nomeado, construído. Compulsoriamente a heterossexualidade é colocada como norma, mais que escolha, determinando o que é "correto", "normal", "adequado", "ajustado" em contraposição ao que é "abjeto", "anormal", "desajustado", "louco", "marginal". Nas palavras de Butler (2008, p. 194-5):

> [...] a compreensão da identificação como fantasia ou incorporação posta em ato, é claro que essa coerência é desejada, anelada, idealizada, e que essa idealização é um efeito da significação corporal. Em outras palavras, atos, gestos e desejo produzem o efeito de um núcleo ou substância interna, mas o produzem na superfície do corpo, por meio do jogo de ausências significantes, que sugerem, mas nunca revelam, o princípio da identidade como causa. Esses atos, gestos e atuações, entendidos em termos gerais, são performativos, no sentido de que a essência ou identidade que por outro lado pretendem expressar são fabricações manufaturadas e sustentadas por signos corpóreos e outros meios discursivos. O fato de o corpo gênero ser marcado pelo performativo sugere que ele não tem *status* ontológico separado dos vários atos que constituem sua realidade. Isso também sugere que, se a realidade é fabricada com uma essência interna, essa própria interioridade é efeito e função de um discurso decididamente social e público, da regulação pública da fantasia pela política da superfície do corpo, do controle da fronteira de gênero que diferencia interno de externo e, assim, institui a "integridade" do sujeito.

A função é claramente vigiar as fronteiras, reiterando a sexualidade legítima. Nesse ponto, a importância do travesti e das/dos transexuais na obra de Butler. Todo o universo trans traria o embaralhamento de códigos, foco claro de resistência ao poder impingido pela heteronormatividade: como suportar esses seres que se inventam, que "fazem" corpos, mentem e driblam o tempo todo o discurso médico e psicológico? Estabelecem *papéis de fronteira* ou *papéis transgressivos de gênero*, concluo eu.

A questão da resistência ao poder, em que lugar e em que tempo é possível produzir dispositivos para a transformação dessas relações, é praticamente uma constante nos textos de Foucault.

Travestis, na paródia da mulher, de uma mulher, de um suposto gênero feminino, discutem o tempo todo a heteronormatividade na medida em que a questionam, enganam, complicam suas leis. Para não deixar dúvida, se for preciso, apresentam o pênis. A resistência, assim, estaria na confusão, na ruptura com o alinhamento sexo-gênero-orientação sexual, mas não parece acreditar que isso seja possível fora das normas e sim produzindo cenas que desarticulam a suposta coerência que tudo sabe e tudo abrange.

E de novo Butler (2007b, p. 161):

> Na verdade, a construção do gênero atua através de meios excludentes, de forma que o humano não é apenas produzido sobre e contra o inumano, mas através de um conjunto de exclusões, de

apagamentos radicais, os quais, estritamente falando, recusam a possibilidade de articulação cultural. Portanto, não é suficiente afirmar que os seres humanos são construídos, pois a construção do humano é uma operação diferencial que produz o mais e o menos "humano", o inumano, o humanamente impensável.

No entendimento de Foucault (1985, p. 91), "lá onde há poder há resistência e, no entanto (ou melhor, por isso mesmo) esta nunca se encontra em posição de exterioridade em relação ao poder". E acrescenta, um pouco adiante:

> Grandes rupturas radicais, divisões binárias e maciças? Às vezes. É mais comum, entretanto, serem pontos de resistência móveis e transitórios, que introduzem nas sociedades clivagens que se deslocam, rompem unidades e suscitam reagrupamentos, percorrem os próprios indivíduos, recortando-os e os remodelando, traçando neles, em seus corpos e almas, regiões irredutíveis. (p. 92)

Papéis e poderes

Os papéis limitam, organizam, territorializam as ações, determinando o que podem e o que não podem mulheres, homens, *gays*, lésbicas, travestis, transexuais. E guardas-noturnos, chefes de gabinete, pilotos, padres, prostitutas... Papéis não necessitam da imposição de alguém de fora: os indivíduos tomam-no como um modo de ter um lugar em uma sociedade. E cuidam para que os outros façam movimentos parecidos ou complementares. Os graus de liberdade auferidos para todos esses movimentos, inclusive para as transgressões: *quem pode, o que pode, onde pode, o que pode fazer, o que pertence à esfera pública ou à esfera privada, os trâmites entre uma e outra.*

Se entendermos os papéis na ótica foucaultiana, eles revelam *por si, no próprio desempenho*, algo de impositivo. O homem que sou pressupõe uma mulher complementar e vice-versa. O heterossexual se diferencia de modo marcado perante o homossexual que o outro é. Os papéis, como quer Moreno (1978), traduzem uma cultura – mas, junto disso, formas de exercer poderes. Como se cada papel trouxesse um manual para consigo mesmo e para com o outro, devidamente disponibilizado nas nossas sociedades, inevitavelmente, de controle. Para que o controle seja efetivo, é preciso repetir padrões, mas talvez disfarçá-los, apresentá-los de outros modos. Em outras palavras, *o papel é poder, está autorizado pela cultura.*

O desmanche está em quebrar as binariedades mantidas pela cultura heteronormativa no que diz respeito aos gêneros. Sabemos que entre o heterossexual e o homossexual, por exemplo, pode haver infindáveis papéis que não se cristalizam. Ou, como diz Moreno (1992, v. 1, p. 180), são tantas vezes "irrepresentáveis". Por quê? Como compreender o bissexual que "prefere" fazer sexo com homens e mulheres? Ou os polissexuais, para quem não importam quais parceiros ou parceiras, mas sim a prática em si? Ou heterossexuais que apenas se vestem com a roupa do sexo oposto e continuam preferindo-o?

Retomando Louro (2008, p. 42), que se utiliza do pensamento desconstrucionista de Derrida:

> Conforme Derrida, a lógica ocidental opera, tradicionalmente, através de binarismos: esse é um pensamento que elege e fixa uma ideia, uma entidade ou um sujeito como fundante ou como central, determinando, a partir desse lugar, a posição do "outro", o seu oposto subordinado. O termo inicial é compreendido sempre como superior, enquanto o outro é o seu derivado, inferior. Derrida afirma que essa lógica poderia ser abalada através de um processo desconstrutivo que estrategicamente revertesse, desestabilizasse e desordenasse esses pares. Desconstruir um discurso implicaria minar, escavar, perturbar e subverter os termos que afirma e sobre os quais o próprio discurso se afirma.

Não é exatamente assim que são constituídos os papéis em nossa sociedade? É muito "natural" escrever, por exemplo, homem/mulher, branco/negro, heterossexual/homossexual, mas também masculino/feminino, forte/fraco. Ou ainda sexo/amor ou amor/sexo. Não me parece, no entanto, que se, porventura, houvesse uma revolução e os polos se modificassem, sem que fossem desconstruídas as relações de poder aí implicadas, haveria qualquer mudança efetivamente transformadora e crítica.

Se vivemos em uma sociedade pós-identitária, na qual as identidades *naturalizadas e essencializadas* necessitam da desconstrução para que possamos compreender toda forma de poder institucionalizada, invisível, inconsciente, talvez o conceito de papel possa ser discutido como transmissor operante desse poder. Sua própria existência denota força ou fraqueza, em jogos de repetição infinitos. Desfazer a serialidade opressora e contínua na repetição do papel colado no corpo. Com ou sem o nosso consentimento.

A ânsia desses papéis sociais na busca de uma superfície, questão já levantada há mais de 20 anos por Naffah Neto (1989) em um artigo chamado "Os papéis e os corpos", assentado sobre o pensamento de Deleuze, materializa ainda mais os tais aspectos sociais e individuais de que fala Moreno. Os papéis tomam o formato do corpo, seu desempenho. Vincam assim o corpo que por sua vez anima o papel. Os papéis deixam marcas, no sentido de impor registros sobre a superfície da pele, dos músculos. Em cada dobra cutânea, uma relação. Nas rugas, os poderes, as tensões, os sofrimentos, mas também a alegria, a felicidade. Papéis que pesam, que oprimem. Papéis ambíguos, outros libertadores.

Na topografia dos corpos em uma sociedade específica, no vestir e desvestir de papéis temos uma enorme complexidade: aqueles mais ao centro, outros mais periféricos, outros de fronteira. Um enorme jogo de interesses os alinhava, forçando espaçamentos, continuidade ou descontinuidade, simulação ou dissimulação constantes, calcificação ou plasticidade. A realidade da experiência social pressupõe um imaginário que a atravessa: a organização, assim, não é dada necessariamente pela vivência pública, mas por instâncias subjetivas e suficientemente fortes que indicam movimentos e cortes, términos, começos e recomeços. E, mais possivelmente, em um modo de funcionamento *mais para o exterior* ou *mais para o interior* de acordo com cada vínculo e cada jogo de poder. Ou ainda a *troca* de papéis que me lança no diferentemente outro, agora já fora do meu corpo, encarnando o que, embora impressionantemente sabido, só agora se sabe.

Os papéis apresentam foras e dentros, são mais ou menos verossímeis em seus desempenhos, trazem estranheza ou conforto. Pontos de conexões que movimentam uma sociedade, pois mediam desejos, influenciando, repetindo. Conexões transformadas indicam pequenas mudanças ou, ao menos, resistências dos poderes que pulsam em mim, em nós.

Travestis e transexuais são autores de seus corpos, na medida em que os constroem. Facilmente, pode-se argumentar que apenas obedecem à heteronormatividade vigente, o que pode ser verdade algumas vezes. Noutras tantas, elas/eles se arriscam na construção de um corpo e uma subjetividade, produzem histórias e narrativas que sustentam existências que, muito provavelmente, de outro modo estariam perdidas.

Referências bibliográficas

Benedetti, M. *Toda feita*. Rio de Janeiro: Garamond. 2005.

Bento, B. *A reinvenção do corpo: sexualidade e gênero na experiência transexual*. Rio de Janeiro: Garamond, 2006.

Bosco, F. *Banalogias*. Rio de Janeiro: Objetiva. 2007.

Butler, J. *Deshacer el género*. Barcelona: Paidós, 2006.

________. *El género en disputa: el feminismo y la subversión de la identidade*. Barcelona: Paidós. 2007a.

________. "Corpos que pesam: sobre os limites discursivos do 'sexo'". *In*: Louro, G. L. *O corpo educado*. Belo Horizonte: Autêntica. 2007b.

________. *Problemas de gênero: feminismo e subversão da identidade*. Rio de Janeiro: Civilização Brasileira. 2008.

Denizart, H. *Engenharia erótica: travestis no Rio de Janeiro*. Rio de Janeiro: Jorge Zahar, 1997.

FOUCAULT, Michel. *História da sexualidade I: a vontade de saber*. Rio de Janeiro: Graal, 1985.

_________. *Microfísica do poder*. Rio de Janeiro: Graal, 1984.

_________. *Os anormais: curso no College de France (1974-1975)*. São Paulo: Martins Fontes, 2001.

_________. *Vigiar e punir*. Petrópolis: Vozes. 2007.

FREIRE, P. e FAUNDEZ, A. *Por uma pedagogia da pergunta*. Rio de Janeiro: Paz e Terra, 1985.

LOURO, G. L. *Um corpo estranho: ensaios sobre a sexualidade e teoria queer*. Belo Horizonte: Autêntica, 2008.

MORENO, J. L. *Psicodrama*. São Paulo: Cultrix, 2. ed., 1978.

_________. *Quem sobreviverá? Fundamentos da sociometria, psicoterapia de grupo e sociodrama*. Tradução de Alessandra Rodrigues de Faria, Denise Lopes Rodrigues, Marcia Amaral Kafuri. Goiânia: Dimensão, 1992. 3v.

NAFFAH NETO, A. *Psicodrama: descolonizando o imaginário*. São Paulo: Brasiliense. 1979.

_________. *Paixões e questões de um terapeuta*. São Paulo: Ágora. 1989.

PELUCIO, L. *Nos nervos, na carne, na pele: uma etnografia sobre prostituição travesti e o modelo preventivo de Aids*. 2007. Tese (Doutorado) Universidade Federal de São Carlos, São Carlos. (Mimeo)

PERES, W. *Subjetividade das travestis brasileiras: da vulnerabilidade da estigmatização à construção da cidadania*. 2005. Tese (Doutorado apresentado para o Programa de Pós-Graduação em Saúde Pública) – Instituto de Medicina Social na Universidade Federal do Rio de Janeiro.

SEDGWICK, E. K. "A epistemologia do armário". *Cadernos Pagu* – Revista Semestral do Núcleo de Estudos do Gênero, Universidade Estadual de Campinas, v. 28, p. 19-54, 2007.

SILVA, H. *Travestis: entre o espelho e a rua*. Rio de Janeiro, Rocco: 2007.

SOUZA FILHO, A. "O cuidado de si e a liberdade ou a liberdade é uma agonística." In: ALBUQUERQUE JUNIOR, D. M; VEIGA-NETO, A.; SOUZA FILHO, A. *Cartografias de Foucault*. Belo Horizonte: Autêntica, 2008.

7 ESTADO DA ARTE NA AÇÃO DRAMÁTICA

Júlia Maria Casulari Motta

Apresentando o tema

O homem, em todos os tempos e espaços, vem fazendo perguntas sobre si mesmo, sobre a natureza, sobre as relações que estabelece com o mundo e com o universo. Perguntar é permitir que a imaginação tenha espaço de ação, já que uma questão modifica o estabelecido, aquilo que é dado como certo. É possível dizer que perguntar é devolver ao fluxo da busca de novas respostas aquilo que a cultura havia considerado um conhecimento, um saber.

Ao longo da história, as perguntas produziram dúvidas e estas geraram conflitos que, por meio do imaginário criativo, instrumentalizaram os grupos no desenvolvimento daquilo que chamamos ciência, arte e cultura. Dessa maneira, não existe ciência sem pergunta. E a construção de perguntas depende diretamente da imaginação, que é, igualmente, cenário da arte. Todo esse processo está envolvido com o *quantum* disponível de espontaneidade-criatividade que o estudioso tem.

Moreno (2008, p. 133-4), ao refletir sobre o papel do pesquisador, batiza-o ora como "observador participante" ora como "cidadão investigador". Este tem, como uma das perguntas básicas, a questão de "como chegar através do aquecimento a um estado espontâneo [...] um estado experimental". Mais adiante, ele complementa, explicando que, nas investigações, "passamos da primeira dimensão da pesquisa – os padrões de atração-repulsão-indiferença – para a segunda dimensão – a escala de conhecimentos, de contatos sociais e a expansividade emocional".

Toda escolha está assentada numa pergunta. Obtida a resposta, busca-se conhecer os critérios com os quais se fez a eleição.

Moreno (2008, p. 210) propõe inverter a ordem da pesquisa tradicional, aquela que parte dos conhecimentos e contatos para as escolhas e decisões das pessoas e dos grupos.

O método sociopsicodramático de pesquisa qualitativa é, portanto, indutivo, parte do particular para o todo; a teoria vem depois da prática, emerge dos dados obtidos. É baseado em múltiplas metodologias de ação, (re)visão, construção da narrativa, já que a realidade objetiva jamais pode ser capturada na sua inteireza.

Este trabalho é uma reflexão sobre alguns pontos considerados críticos na construção de um trabalho científico com o método do psicodrama. Para isso, parto da questão: *Quais as dificuldades do profissional sociopsicodramatista na tarefa de fazer um trabalho científico, sem perder o sentido de arte?* Inicio investigando a arte de perguntar como o ponto central. Amplio o capítulo estudando os conceitos de ética-estética, ciência-arte. Ambos são tomados como substantivos, como unidades de conceito. Busco resposta a uma segunda pergunta: *O que é estado da arte na ação dramática?*

A arte-ciência da pergunta na ação de pesquisar

Toda pergunta traduz uma intencionalidade do investigador – portanto, não existe pergunta neutra. O tipo de pergunta que o pesquisador utiliza depende do tipo de resposta que deseja ouvir; por isso, definir uma pergunta é restringir a variedade de respostas legítimas. Essa seleção dá, ao sujeito que pergunta, a capacidade de influir na direção da construção dos fatos e seus significados.

Na maioria das vezes, o pesquisador faz a pergunta no escuro e não sabe o resultado final do trabalho. Isso amplia seu compromisso, ao decidir a questão norteadora da investigação. O estudioso assume responsabilidades pelas perguntas, sem saber qual será o efeito do processo. Em contrapartida, a pergunta, que insinua a construção da resposta, revela uma intencionalidade autoritária do investigador.

Nesse sentido, pesquisar é, inicialmente, aceitar que é necessário aprender a perguntar. Esse aprendizado implica compreender que somente no campo da tolerância ao diferente o processo se completará, na aceitação das respostas que não correspondem ao esperado, aquelas que não contemplam as intencionalidades construídas junto com a pergunta. Para Freire e Faundez (1985, p. 27), a tolerância é o princípio da sabedoria, virtude de conviver com o diferente para poder brigar com o antagônico, porque a "tolerância não significa de maneira nenhuma abdicar do que te parece justo, do que te parece bom e do que te parece certo. Não, não, o tolerante não abdica do sonho pelo qual luta intransigentemente, mas respeita o que tem sonho diferente do dele [...]. Nesse sentido, a tolerância é uma virtude revolucionária e não liberal-conservadora".

Assim, iniciar um projeto de pesquisa é selecionar uma pergunta, dentre várias que podem ser feitas sobre um mesmo tema, seja teórica ou teórico-prática. É importante que a pergunta central esteja claramente definida: seja simples porque ponderada, contenha uma questão interessante que motive os envolvidos, não induza uma resposta, seja uma reflexão, para que os participantes do projeto se beneficiem do trabalho, sempre lembrando que deve servir de estímulo para os incluídos na busca do novo.

Uma pesquisa sociopsicodramática é a busca do conhecimento por meio da ação; é, portanto, "uma pergunta-resposta-ação". Ora, a ação de pesquisar transforma "o pesquisador participante em um ego-auxiliar no sentido que, ao mesmo tempo que investiga, transforma a realidade estudada" (Moreno, 2008, p. 135).

É uma pesquisa qualitativa na qual não há neutralidade, todos estão incluídos no processo. As subjetividades se comunicam sem se misturar. Todos se constroem nas relações com outras singularidades, formando o coinconsciente e o coconsciente presentes no processo vivido de criação dos saberes e seus significados.

Conceituo como coinconsciente a reunião das memórias dos atores que contribuem, durante a ação dramática, com a busca da construção dos saberes sobre o tema. E, como coconsciente, as racionalidades presentes nos debates, nos conflitos, nas cenas dramáticas tematizadas, nas interpretações dos fatos e dos sentidos nas representações sociais. Os dois conceitos são frutos do momento; portanto, a cada vez que ocorrem, são únicos. São dialogais, já que frutos de construções do grupo, nascidos do aquecimento motivacional vivido.

Como pesquisa qualitativa, não pode ser repetida, mas estudada no seu processo. No sentido histórico, trabalhamos na construção de um longo caminho, formado de vias principais e vicinais, como um conjunto que forma o fluxo da vida. Vejo a pesquisa sociopsicodramática como um esforço de construção de uma ação, de uma linguagem, sem perder de vista que "a realidade responde na língua em que é perguntada" (Sousa Santos, 1995, p. 38-47). Nesse olhar para os fatos e sentidos, todo conhecimento é também um autoconhecimento.

Não é possível fazer uma boa pesquisa sem autonomia dos participantes, já que é qualitativamente uma construção participativa. As perguntas iniciadas amplas, gerais contêm muitas perguntas em uma, é necessário um trabalho extra na definição do tema e da proposta. Alguns resistem à ideia de deixar o que defendem como grande projeto por algo mais simples, viável.

O sociopsicodramatista tem como instrumento de pesquisa dois recursos: sua vida, suas inquietações, seus conflitos e também seus estudos, sua bagagem intelectual, sua formação como estudioso das ciências humanas. Nas inquietações investigativas, quer compreender e transformar seus conhecimentos por meio do estudo com seu semelhante. Procura reconhecer que tem com o grupo ou pessoa participante maior ou menor grau de identificação positiva, negativa ou neutra. Ao examinar a vida dos outros, dos demais participantes, está igualmente se examinando, fazendo uma revisão da própria vida, das suas buscas, dos seus conflitos e frustrações.

Relembro aqui uma inquietante pergunta de Bourdieu (1990, p. 47), quando escreve: "Quais as dificuldades particulares que encontramos quando se quer objetivar um espaço no qual estamos incluídos, e quais as condições particulares que é preciso preencher para ter chances de superá-las?".

Para buscar uma resposta a essa proposição, trago a ideia de que todo o processo da pesquisa, desde a pergunta à narrativa, traz em si uma proposta de ética-estética, ciência-arte que visa conquistar um estado da arte na ação dramática. Nestas reflexões, esse termo não é usado como o resultado de uma revisão bibliográfica de um assunto, mas como o ápice da construção do conhecimento, quando na ação dramática a trama do drama é revelada.

A ética-estética que se entrelaça à ciência-arte

Interessante a afirmação de Moreno (2008, p. 140-3), quando diz que "a sociometria é a ética social por excelência. Por detrás das operações sociométricas, estão numerosos princípios éticos". Em seguida, continua: "para transformar o universo social, os experimentos sociais devem ser planejados de forma que possam produzir mudanças [...] e as pessoas são incluídas na operação".

A pesquisa da verdade por meio da ação revela os princípios da ética-estética de promoção de mudanças no campo e nos participantes, clareando as redes e as tramas em todas as etapas do processo, sendo mais visíveis nas cenas.

Somos contadores de histórias. As pessoas não contam suas histórias como as viveram na sua inteireza, mas como os fatos lhes fazem sentido. A ação (re)organiza a vida. É um ato criativo (re)pensar a vida, dando-lhe sentidos novos. Germina da ética a estética da cena. E da estética da cena aflora a ética. Em outras palavras, nessa rua de mão dupla, uma cena considerada estética contém princípios vinculares claros, que mostram as regras da cultura que norteiam o grupo envolvido, ao mesmo tempo que a ética das relações possibilita a estética da ação dramática.

Entrelaça-se aqui uma reconfiguração das ideias e dos fatos, em que ocorre "um apelo de reunir *ethos* (atitudes) e *epistheme* (ciência) na vizinhança da arte [...]" (Marino, 2002, p. 159). Para que tal fenômeno ocorra, faz-se necessário respeitar a cultura contida nas memórias dos atores, as revelações compartilhadas pelo conhecimento do vivido e seu campo de significações. Os participantes compartilham e confrontam os saberes coroados de poderes, que são "as verdades" de cada um. As cenas iluminam os espaços dos micropoderes, que estão em todo lugar e em todos, e se alimentam da força gerada pela composição das intersubjetividades que entrelaçam *ethos e episteme* na investigação, ao respeitarem os sentidos e significados do modo de pensar e andar na vida de cada um.

A possibilidade de inversão de papéis entre investigador e participantes, fruto das identificações possíveis entre pesquisador e pesquisado(s), é o fermento necessário para potencializar as buscas das novas respostas para as velhas questões abordadas, arejando o que é tido como verdade por meio da ação, porque "um estado coconsciente e coinconsciente não pode ser propriedade de um único indivíduo. É sempre uma propriedade comum e sua representação na esfera humana é impossível sem um esforço combinado" (Moreno, 1975, p. 30).

Ética-estética, portanto, é construção coletiva do/no grupo e das pessoas nos diferentes papéis, é exercício de tolerância entre os vários atores.

O alicerce da obra moreniana foi fazer de "toda ação sociopsicodramática um axiodrama, onde o diretor-pesquisador, se mantendo em cenário axiológico concomitantemente, define um campo estético, já que existe um paralelismo entre ética e estética" (Mezher, 2002, p. 120). Na voz do autor, encontro uma confirmação da proposição de substantivação entre ética-estética, como uma forma de trabalhar, com grupos, temas de interesse do coletivo, levando em consideração fatores morais e éticos, revelados na estética da cena.

Quando se inicia um trabalho sociopsicodramático em contexto social, cada um chega motivado por diferentes buscas; às vezes, por um tema, outras vezes, pela curiosidade de conhecer a proposta. O pesquisador propõe exercícios, que chama de aquecimento, com o objetivo de grupalizar, de criar motivações comuns e vínculos entre os participantes. Quer construir, com isso, um contexto grupal. Até aqui, o cidadão investigador mostrou a que veio, por meio dos princípios de tolerância que mantém com o diferente. Mostra-se nas formas como propõe o trabalho, em seus recursos para ouvir as pessoas, em suas ponderações. Enfim, em como constrói coletivamente os limites, acordos de funcionamento que garantem a liberdade necessária para um projeto coletivo. A etapa seguinte será o contexto dramático, no qual o conhecimento emerge da/na ação, com contribuições vindas dos atores em cena e da plateia ativa.

Como é sabido, na ação dramática trabalha-se num contexto de realidade suplementar, em que a vida é (re)vivida no "como se", por meio das personagens em cena. A plateia e os atores, motivados pelas ressonâncias provocadas pela ação dramática, convivem no (re)contar das histórias. Não existe um (re)contar, mas sempre um contar.

Ao (re)memorar, o homem ressignifica sua vida. Tomando como memória aquilo que mora em mim, então contar é sempre um novo contar, pois cada vez ressignifica os sentidos e significados da história, transformando lembranças, sentimentos e memórias. O contador de história reinventa seu caminho, portanto seu modo de andar na vida.

Cada pergunta, cada ação, cada escolha na construção de uma cena determina algo como foco e envia outras possibilidades para a sombra. Todas as cenas revelam escolhas, que traduzem os valores do grupo, seus saberes e poderes – as verdades conhecidas e o desejo de renová-las. As verdades, como construções datadas historicamente, são conhecimentos, são saberes que recebem o poder do reconhecimento coletivo de representar uma ideia do grupo naquele momento. Por conseguinte, "saberes e poderes andam juntos" (Foucault, 2000), determinando o que vai ser considerado verdade a cada época.

A pesquisa científica é poder porque, em todos os achados, há uma implicação política. Essas conquistas humanas ora se distanciam ora se aproximam. Mas um dia, ao nos conhecermos ao longe, ver-nos-emos refletidos como num espelho, pois nos construímos ao construir a história. Para os que vivem as personagens nas cenas, é diferente do que para os que observam, consciente ou inconscientemente. Para uns, os sentidos são tomados do próprio vivido; para os outros, os significados são retratados por meio dos sinais atribuídos às cenas, do que representa para cada um, do que quer dizer o vivido. Conhecer, procurar sentidos e significados é buscar interpretar com sua subjetividade o dramatizado, aquilo que, para cada um, fez sentido. É resultado de um voo criativo pela imaginação, com a meta de compreender e transformar.

O compartilhar após a dramatização é etapa importante no coroamento dos sentidos e significados, atribuídos por cada um e por todos. A vida produzida, por meio de novos sentidos para os fatos e de renovadas maneiras de ver a vida, agora pode contar com cenas inéditas, a partir de pedaços e fragmentos de outras cenas. Reuniu-se, sem plano rígido, num tempo-espaço único chamado momento, tudo que encontrou e serviu para compor uma nova história.

Moreno (1992) propõe que tempo e espaço precisam estar juntos, diz que o "psicodrama é ação no momento". Para ele, "[...] o momento é a partícula de tempo-espaço [...] É o tempo-espaço reunidos gerando a motivação para a espontaneidade-criadora [...]" (p. 141). Continuando mais adiante, "é o eixo da existência do homem, a base da realidade é o momento" (p. 160). Nesse tempo-espaço chamado momento é que o grupo vivencia a ação dramática, na qual as verdades são renovadas e os atores buscam atualizar parâmetros de visão de mundo, construindo as cenas e o compartilhar.

Mas quais as principais dificuldades do pesquisador nesse método? Como conquistar um estado da arte na ação dramática?

O pesquisador, o método, as metodologias e o estado da arte na ação dramática

O pesquisador tem, como um dos instrumentos de trabalho, o si mesmo, e estuda os outros, seus semelhantes. Também usa sua vida, seus achados e conhecimentos como fonte para o trabalho. Seus dados vivenciais não são negados, entram como parte na pesquisa. Reconhece suas identificações com os membros do grupo ou pessoas com quem vai desenvolver a pesquisa. Ele se preocupa com o processo indutivo e as questões dos significados, como cerne do estudo. Por saber que é parte do processo, pergunta-se todo o tempo: "Onde estou, como estou, que faço e sinto agora? Quais valores associo a cada passo do processo com o qual mantenho uma atitude reflexiva?"

Aqui, espera-se que o pesquisador seja o diretor do sociopsicodrama. Seus estudos, suas reflexões, sua formação cuidadosa fazem-no capaz de uma ação construída nos moldes de subjetivação da ética-estética, ciência-arte, mantendo a ação na dimensão de um sociopsicodrama. Enfim, reconhece que, em todo conhecimento construído na pesquisa, mora também um autoconhecimento, além de ser um novo olhar sobre o coletivo.

O método do psicodrama é sociopsicodramático: reúne várias metodologias, às vezes envolve abordagens ora mais sócio ora mais psicológicas – mas sempre sociopsicológicas, pois relacionais. Busca conhecer como as pessoas constroem significados e os descrevem. A pesquisa, por meio da ação e reflexão, passa por vários passos metodológicos quando se utiliza do verbal, do dramático e, novamente, do verbal no compartilhar da dramatização. Os fatos (dados) precisam do auxílio da imaginação (interpretação) para que se compreenda o que querem dizer, para cada pessoa e grupo, as cenas vividas, a linguagem falada e não falada. A pesquisa pergunta-se o porquê dos detalhes da linguagem verbal e não verbal numa cena e no processo.

O psicodrama é, portanto, um conjunto de métodos, técnicas e procedimentos adequados para descrever, vivenciar e interpretar os sentidos e significados dados aos fenômenos, relacionando-os à vida das pessoas. Traz os significados e as intencionalidades como inerentes ao ato, às relações, às estruturas sociais, sendo estas últimas tomadas, tanto no seu advento quanto na sua transformação, como construções humanas expressivas.

A escolha da metodologia é uma prerrogativa do pesquisador. Dentre os recursos do psicodrama, existem várias possibilidades, mas todas sociopsicodramáticas, ora com foco mais no coletivo ora com foco mais no subjetivo. Como exemplos das possibilidades metodológicas: seja um sociodrama, seja um teatro espontâneo, outras vezes, um jogo dramático ou uma multiplicação dramática, estamos trabalhando com recursos cênicos de busca do estado da arte na ação dramática. Moreno iniciou nos jardins de Viena, em espaço aberto e com histórias infantis, passou por diferentes palcos e diversas formas de teatro e deixou esse legado criativo de pesquisa da verdade do grupo por meio da ação.

Como só se dirige bem aquilo que causa emoção, a escolha fica pautada em critérios objetivos e subjetivos. Definir-se por uma metodologia ou outra depende da formação do pesquisador, do conjunto de conhecimentos que reuniu em pertinência com aquilo que quer pesquisar. A pesquisa pode ocorrer no *setting* natural das pessoas. Também é possível investigar num tempo-espaço especial, chamado morenianamente de realidade suplementar. As metodologias possuem recursos verbais e dramáticos. Às vezes, ocorrem entrevistas no contexto grupal ou no dramático, sempre mantendo uma atitude dialogal. Em todas as fases do processo, o investigador é parceiro do grupo, checando informações, comparando interpretações e significados que são atribuídos aos fatos e aos sentidos das cenas.

Depois do trabalho de campo, é hora do registro do processo. Conta-nos Walter Benjamin (1986) que escrever é fazer história, é produzir algo que devolva ao coletivo aquilo que veio da intersubjetividade, passando pelo filtro da singularidade do escritor. Entre as cenas vividas, a memória e o esquecimento, há uma tensão, que necessita criar iconografias para se manter. Essas imagens mentais nascem para preservar o que se quer e definir o que vai ser destruído. Mas, é necessário perguntar, no trabalho de história e memória, quem define o valor? Quem enxerga o valor? (Motta, 2005, p. 46)

Narrar a pesquisa, devolver ao social o produto da experiência coletiva de construção de um conhecimento é a façanha de organizar o vivido em conhecimento escrito.

Benjamin declara que o passado não volta na sua inteireza, chama a atenção para as entrelinhas plenas de historicidade e relembra a distinção entre conhecimento e memória. Memória é a capacidade de entrar em contato com o inconsciente, voluntária e involuntariamente. Enquanto conhecimento não pressupõe esquecimento, mas apresenta-se como certeza, memória é um trabalho como o do ator, da arte, é cena produzida – em parte como produção do *script*, e parte como improvisação do ator estimulado pela plateia –, já que memória é sempre relacional. Memória é conhecimento gerado no berço da experiência, é um exercício narcíseo, de individuação (Motta, 2009, 2005).

Quem viveu retém a experiência do processo, das memórias narradas e vividas nas ações da pesquisa. Por ser produção coletiva, tem o compromisso de ouvir, de estudar, de checar sempre que possível com o grupo sua seleção de inclusão e exclusão para a narrativa. É central que todos se vejam representados na narrativa. Tudo isso não é tagarelice de fala sem experiência, é tradução de uma linguagem, esta que é fruto dos vínculos e, ao mesmo tempo, gera vínculos. O pesquisador sabe que rememorar é um ato político que inclui poder, portanto tem a capacidade de transformação. Ao recordar o processo da pesquisa para criar uma narrativa sobre ela, o pesquisador reflete sobre o seu poder transformador da/na história.

A escrita do texto final é estimulada pela natureza teórica e prática como pontos de partida simultâneos, o que se estudou e o que se viveu. A força do método está na sua validação por todos os participantes. É preciso rever registros em vídeos e escritos, tantas vezes quantas se fizerem necessárias, listar antes de escolher as respostas possíveis, o que o conjunto pode oferecer ao problema colocado. Reconhecer o equilíbrio frágil ameaçado pelas flutuações da moda, do estilo, das condições sociais gerais. Refletir sobre estrutura e fatos, necessidades e contingências, anterioridade e exterioridade, tendo o processo como norteador do seu interesse. Ligar-se mais no como do que no porquê do conhecimento produzido. Por fim, compartilhar com o coletivo suas escolhas e, sempre que possível, ouvir os sentidos e significados que cada um atribuiu aos mesmos fatos e dados. Sua narrativa é uma interpretação acurada das experiências vividas, para que as pessoas se reconheçam nas descrições ou interpretações como se delas mesmas fossem.

Um texto no qual as pessoas se reconheçam não significa expô-las, mas ser um mensageiro do grupo na narrativa, sem impor as opiniões e conclusões do pesquisador. Mas, como as palavras dizem e escondem, revelam ao ocultar, falam e silenciam, é preciso ver o que foi dito e atentar para como, por que e para que foi dito.

Ao leitor da pesquisa, cabe transpor pressupostos da narrativa para outras histórias, situações e fenômenos, realizando, como multiplicações dramáticas, novas possibilidades de sentidos e significados para os conhecimentos produzidos. A pesquisa qualitativa, com o método do psicodrama, não é reaplicável como uma pesquisa quantitativa o é, mas não termina com a escrita. Necessita manter-se viva, produzindo no leitor identificações vivas, porque é viva a pesquisa, multiplicando, na prática, sentidos e significados para a vida.

Por todo esse processo, a pesquisa sociopsicodramática pode conquistar o que chamo de *estado da arte na ação dramática*. Conceituo-o não como o estado atual de um tema após levantamento bibliográfico, mas como a iluminação do ponto em que a pesquisa deixa de ser um projeto para se tornar uma obra de produção de um novo conhecimento. Refiro-me ao ato, dentro da cena, em que tempo e espaço ficam suspensos, quando os atores agem movidos pela força das intersubjetividades em comunicação. Ato esse que é atemporal e em espaço sem limites, pois definido por outros parâmetros do coconsciente e coinconsciente, no palco da criação. O aquecimento do grupo chegou a um ponto ideal, desconstrói-se o velho, reunindo fragmentos em novas composições. O novo nasce! Por ser coletivo, esse novo conhecimento é reconhecido como do grupo, sem deixar de passar pelo filtro do singular. *Estado da arte na ação dramática* é o nível mais alto conquistado no desenvolvimento de uma pesquisa sociopsicodramática, em um tempo definido. Por ser um conhecimento gerado na ação dramática, é arte e, por ser regido por método e metodologia, é ciência; portanto, é arte-ciência, ética-estética, saber-poder.

Entrelaçam-se, aqui, as questões políticas e da pesquisa, como articulação estreita entre a produção de conhecimento e a prática cidadã da busca da verdade por meio da ação. Nestas reflexões, a leitura proposta pelo método de pesquisa sociopsicodramático torna substantivos arte-ciência, ética-estética, saber-poder na construção da nova verdade do saber pelas/nas intersubjetividades, conhecimento esse que se multiplica, no coletivo, porque é vivo. É ciência porque passível de ser estudado, obedece a regras e método, mas arte porque ação dramática. É criação política no *estado da arte na ação dramática.*

Referências bibliográficas

BENJAMIN, W. *Documentos de cultura, documentos de barbárie: escritos escolhidos*. São Paulo: Cultrix, 1986.

BOURDIEU, P. *Coisas ditas.* Tradução Cássia da Silveira e Denise Pegorim. São Paulo: Brasiliense, 1990.

FOUCAULT, M. *Microfísica do poder.* 15. ed. Rio de Janeiro: Graal, 2000.

FREIRE, P.; FAUNDEZ, A. *Por uma pedagogia da pergunta.* Rio de Janeiro: Paz e Terra, 1985.

MARINO, M. J. "Ética, cidadania e educação – Um trabalho sociodramático." In: *A ética nos grupos: contribuição do psicodrama.* São Paulo: Ágora, 2002. Cap. VII.

MEZHER, A. "A abordagem dos valores ético-culturais pelo axiodrama." In: *A ética nos grupos: contribuição do psicodrama.* São Paulo: Ágora, 2002. Cap VI.

MORENO, J. L. *Psicodrama.* São Paulo: Cultrix, 1975.

______. *As palavras do pai.* Campinas: Psy, 1992.

______. *Quem sobreviverá? Fundamentos da sociometria, da psicoterapia de grupo e do sociodrama: edição do estudante.* São Paulo: Daimon – Centro de Estudos do Relacionamento, 2008.

MOTTA, J. M. C. A. *Psicologia e o mundo do trabalho no Brasil: relações, história e memórias.* São Paulo: Agora, 2005.

______. "Entrevista dialogal: o que pretende de novo?" In: *Revista Brasileira de Psicodrama.* São Paulo, v. 17, n. 2, 2009. p. 93-102.

SOUSA SANTOS, B. *Um discurso sobre as ciências.* 7. ed. Porto: Edições Afrontamento, 1995.

PARTE II AS CONTRIBUIÇÕES DA PRÁTICA DA PESQUISA SOCIOPSICODRAMÁTICA

Nesta seção estão os sete trabalhos resultantes de pesquisas sociopsicodramáticas que tiveram em comum o fio condutor do *Psicodrama – Ciência e arte*. A hipótese central do grupo esteve presente em todos os trabalhos, lançando luzes às questões individuais que formam a riqueza do grupo. Queríamos saber se é possível reunir ciência e arte no método do psicodrama; e juntos, mas mantidas as individualidades, construímos a coletânea. Não esgotamos as inquietações sobre o tema, mas, ao chamarmos a atenção sobre elas, contribuímos para o aprofundamento da socionomia.

O primeiro capítulo é de Ester Esteves, com o tema "O processamento em pesquisa com sociodrama", em que a autora lança a inquietante pergunta: "Para que, para quem se trabalha? A questão do pesquisador não pode ser colocada acima ou à parte da vida do grupo". Caminha para a afirmação de que "verdades são construções provisórias, mas sua apropriação pelo grupo é o que possibilita o equilíbrio e o desequilíbrio que movem sua construção e sua destruição, em permanente dinâmica". Podemo-nos perguntar: como se constrói uma pesquisa com a metodologia do sociodrama?

Continuando as pesquisas nas quais os professores foram sujeitos da investigação, temos o trabalho "O professor de psicodrama como pesquisador", de Maria do Carmo Mazzotta (2009). Nele, a autora, ao afirmar que "o sociopsicodrama busca a articulação entre ciência e arte", defende, ainda, que o pesquisador-professor de psicodrama, como investigador, "posiciona-se num lugar de visibilidade e de ação, e não de neutralidade e distanciamento [...], ele ocupa uma posição de fronteira [...]". Essas e outras proposições nos levam a perguntar se o professor de psicodrama pode e/ou deve ser um pesquisador.

Buscando essa resposta, o leitor encontra, agora, o relato "O psicodrama em sala de aula: uma compreensão fenomenológica sobre a vivência do aluno de psicologia", de Liliana Lima, no qual a autora faz uma pesquisa por meio da internet com alunos de graduação de psicologia. Afirma que "as categorias que emergiram da síntese das unidades de sentido e suas respectivas compreensões fenomenológicas apontam para temáticas de extrema importância [...]". Como podemos refletir sobre o uso da internet na pesquisa com base nessa experiência?

No campo da saúde coletiva o trabalho "Adolescentes em conflito com a lei, supostamente autores de ofensas sexuais", de Fernando Cordovio, denuncia que "o problema é individualizar o evento, como que resumindo-o à própria constituição do adolescente em conflito com a lei". As pesquisas com base em sessões de psicodrama bipessoal podem trazer conclusões? Como utilizar esse recurso como metodologia de pesquisa?

Pesquisando um aspecto do Programa de Saúde da Família (PSF), o trabalho "Uma avaliação crítica do papel de agente comunitário de saúde", de Miriam Tassinari, por meio da metodologia do teatro espontâneo, revela que é "impossível compreender o papel de Agente Comunitário de Saúde (ACS) deslocado do contexto em que ele atua". A autora acrescenta: "quero entender esse profissional com o poder de agregar os fenômenos interpessoais e intergrupais...". Saúde coletiva, Programa de Saúde da Família e psicodrama, o que têm para trocar?

Partindo para o campo do mundo do trabalho, mais especificamente do trabalho em empresa, o capítulo "A sociometria para além dos testes", de Bernadete Castro, mostra mais uma possibilidade de expansão do psicodrama – ciência e arte, quando afirma que o recurso sociométrico auxilia no "trabalho com 'conteúdos não ditos' ou não identificados que prejudicam o fluxo da transformação da empresa". Os recursos sociométricos podem ser instrumento de pesquisa além do teste?

Para finalizar esta seção, temos uma pesquisa cujo título é "*Role-playing* no desenvolvimento do papel de orientador sexual para professores". Jamil Aidar conclui que, "durante o *role-playing*, os professores puderam vivenciar de forma mais concreta suas dificuldades, pautadas em cenas reais de seu cotidiano. A técnica empregada possibilitou o aparecimento das dificuldades contextualizadas no ambiente escolar, respeitando-se as forças sociodinâmicas presentes nas relações aí envolvidas". Podemos perguntar: como o autor conceitua e usa o *role-playing* em um trabalho de ciência e arte na educação?

Referência bibliográfica

MAZZOTTA, M. C. E. *O professor de psicodrama como pesquisador – uma articulação desejável*. 2009. Monografia (Titulação para Curso de Especialização em Supervisão e Didática Psicodramática) – Pontifícia Universidade Católica de Goiás, Goiânia, e Instituto de Psicodrama e Psicoterapia de Grupo de Campinas, São Paulo. (Mimeo)

1 O PROCESSAMENTO EM PESQUISA COM SOCIODRAMA

MARIA ESTER RODRIGUES ESTEVES

O contexto institucional

No IPPGC, o grupo de professores, há cerca de vinte anos, reúne-se obrigatoriamente uma vez por mês. Esse corpo docente tem em seu bojo três fundadores, e a quase totalidade dos demais formou-se no próprio instituto, em diversas turmas. São pessoas com tempos de convivência variando entre dez, vinte e até trinta anos. Esse grupo constitui também, há alguns anos, o Conselho de Associados, órgão que respalda e subsidia a direção em todas as suas decisões de peso. O Conselho Diretor, por sua vez, emerge do Conselho de Associados e é eleito por seus pares. A instância soberana, a Assembleia-Geral, da qual fazem parte todos os associados, ocorre uma vez por ano, com escassa presença.

Do relatado, penso ficar claro que o poder político, administrativo e pedagógico encontra-se com o grupo de professores. Entretanto, a ocupação dos cargos de direção foi sempre uma questão difícil, pela pouca disponibilidade dos membros para assumir tais funções.

Em torno de 2007, a instituição passou por um momento de grande turbulência: além da dificuldade de preencher os cargos de direção, tornava-se cada vez mais difícil constituir turmas de alunos economicamente sustentáveis. Assim, em 2008, após uma Assembleia Permanente e trocas de e-mails entre os membros do Conselho de Associados, medidas muito importantes foram definidas e tomadas: convênio com uma universidade, mudança de sede (de uma casa para uma sala), redução de valores de hora-aula e de funções administrativas e outros cortes de gastos – tudo visando a uma adequação que nos permitisse sobreviver em tempos de crise.

Em todo esse processo, questionava-se o próprio paradigma da instituição: o que é, afinal, o IPPGC? O que ele era na sua origem continua a valer? O que se deseja "fazer" com ele?

A presente pesquisa nasceu nesse contexto, fruto da intenção de explicitar a visão do momento institucional pelo grupo de professores/conselheiros e o rumo desejado para a instituição por esse mesmo grupo, do qual a pesquisadora faz parte desde a origem, na condição de fundadora e aluna da primeira turma.

O sociodrama como método de pesquisa

Para todos os que praticamos o psicodrama (no sentido mais abrangente do termo), pesquisa sempre fez parte de qualquer intervenção. Se ela não estava expressa nos objetivos, estava no método. Ou deveria estar. Não aprendemos, desde o início, ser o psicodrama "a busca da verdade por meio da ação"?

Moreno afirma que o psicodrama acentuou e desenvolveu a influência dos princípios estéticos sobre a psicoterapia, e que a característica existencial, de profundo comprometimento com a vida, é um de seus componentes essenciais. Ele distingue três formas de validação – a estética, a existencial e a científica, e afirma:

> Entretanto, valoração existencial e científica não se excluem. Essas duas formas de valoração foram unidas fertilmente na pesquisa sociométrica e psicodramática. [...] Numa cultura dominada pela ciência, nenhuma forma de psicoterapia pode florescer se não procurar se ajustar às exigências de um método científico. (Moreno, 2008, p. 143)

Obcecado por essa intenção, Moreno buscou encontrar formas cientificamente respeitáveis de objetivar o subjetivo, sem conseguir escapar totalmente das teias do positivismo e da mensurabilidade, marcas do contexto sócio-histórico em que desenvolveu seus trabalhos. Porém não abriu mão do desafio de tentar captar o fenômeno humano em sua plenitude, valorizando mais o processo que o produto:

> Em vez de contentarmo-nos com o material inerte que o sujeito deixa, uma vez esgotada a excitação que manteve sua atitude criadora, nós o devemos observar enquanto libera sua espontaneidade e se dispõe a expressá-la. [...] Do ponto de vista do método, importa considerar os atos como "fazendo parte do ator", ao mesmo tempo que se estudam os produtos de sua atividade. (Moreno, *apud* Garrido Martín, 1996, p. 105)

É essa preocupação em captar fielmente o fenômeno que o aproxima dos procedimentos qualitativos: segundo Pope e Mays, citados por Turato (2000), enquanto os estudos quantitativos derivam sua força da fidedignidade, ou seja, do alcance em que a medição produz a mesma resposta cada vez que é usada, os estudos qualitativos têm a sua maior força na validade, isto é, no alcance em que a aferição reflete autenticamente o fenômeno sob exame. Nesse caso, quais os rumos desejados para o IPPGC por seus membros mais permanentes, o grupo de professores, vale dizer, sua "ideologia coletiva".

Recorda-se que, para Moreno, o sociodrama é um profundo método de ação, que aborda as ideologias intergrupais e as ideologias coletivas e tem como objeto o grupo (Moreno, 2008). Seria, pois, o instrumento adequado aos propósitos desta pesquisa.

O sociodrama tematizado "Rumos do IPPGC"

Para dirigir esse sociodrama, convidei um membro do corpo docente, Moysés Aguiar, que já havia sido professor nos primórdios da instituição e voltara após anos de afastamento. Além de sua reconhecida competência, o critério foi essa relativamente nova presença, acreditando que isso lhe permitiria dirigir o sociodrama de uma posição um pouco mais distante, ao mesmo tempo que engajada.

Compareceram dez professores, além do diretor e da pesquisadora, que, no ato, permaneceu como observadora. O evento não foi gravado eletronicamente por dificuldades de ordem prática. Os participantes deram consentimento à publicação da pesquisa.

O diretor aqueceu o grupo e pediu que, em duplas, contassem histórias ligadas à vida no IPPGC. Depois se trocavam as duplas e se recontava a história ouvida, como se tivesse acontecido com o narrador, e com liberdade para inventar. Ao final dessas várias trocas, após consulta ao grupo, o diretor iniciou a dramatização com a personagem que mais se destacava: um velho.

I Ato

Velho (caminhando com dificuldade, apoiado na bengala) – Ai, sou tão velho, neurótico de guerra. Vim pra este país num navio, como imigrante. Tá aqui minha história (caixa de papelão embaixo do braço), venho carregando esta caixa com a minha história... Tá pesada!...

Outro homem (entrando para contracenar) – Cê veio de onde?

Velho – Vim da Itália.

Outro homem – Podemos ver essa história?

Velho – Por que você quer saber?

Outro homem – Porque eu também sou descendente de italianos.

Velho – Eu sou muito desconfiado! Preciso de garantias. Fala alguma coisa pra me convencer.

Outro homem – É que eu vim de fora também...

Velho – De onde você veio?

Outro homem – Da Romênia.

Velho – Segura aqui minha bengala. (Põe a caixa no chão, abre.)

[Nesse momento o diretor traz um guarda-chuva para servir de bengala.]

Diretor: "Quem está assistindo tem alguma ideia do que poderia acontecer para dinamizar esta história?"

II Ato

(*Nova personagem*): "Um adolescente que não tem vontade de ouvir história velha". Entra, chutando a caixa. Diz que quer jogar futebol.

O velho pega a bengala e ameaça o adolescente. O outro homem segura o adolescente.

Velho – Você pode fazer parte desta caixa!...

Adolescente – Fazer parte?! Isso é só uma caixa! Convidei pra jogar bola!

Outro homem – Quem não tem história não tem vida!

Adolescente – Como assim?! Eu não tenho vida?! Cansei de ouvir história velha, vou embora.

Velho – Peraí, eu gosto de você, vem cá!

O adolescente insiste em que o velho jogue bola. O velho argumenta que não dá. O embate dura certo tempo. O velho convida o adolescente para tomar sorvete. O adolescente diz que gosta de sorvete: – Você paga? – pergunta. O velho diz que sim.

[Diretor congela a cena, solicita nova interferência da plateia.]

III Ato

Chega outro adolescente, amigo do primeiro. Falam em jogar bola, discutem que o velho poderia jogar no gol. Volta o assunto do sorvete; depois de alguma insistência, o segundo adolescente concorda em ir tomar sorvete. O adolescente um torna a perguntar se o velho vai pagar.

Velho – Eu pago, mas você tem que levar a caixa.

O adolescente um pega a caixa bem de mau jeito, o que a desmonta totalmente.

Adolescente um – Fica tranquilo, não está caindo nada... (fala encarando o velho, com a caixa totalmente desmontada, aberta)

Vão à sorveteria, escolhem os sorvetes. O adolescente um joga a caixa no chão, de qualquer jeito. O adolescente dois recebe um torpedo no celular.

Adolescente dois – Ó, os cara tão lá no campinho, já tão jogando, vamo lá?

Convidam o velho; ele topa, mas logo questiona: Peraí, pra que vocês querem que eu vá?

Adolescente dois – Pra jogar no gol, a gente combinou...

[Novo congelamento da cena, diretor solicita interferência da plateia. Como não aparece nada, diz para continuar.]

IV Ato

Adolescentes chutam a caixa, como se fosse bola.

Velho – Peraí, põe a caixa no lugar!!

Adolescente dois – Peraí, a caixa é sua, vai cuidar dela você!

Velho – Ou é nossa...

Adolescente dois – Se tiver dinheiro na caixa...

Velho – Tem muuuuito dinheiro!...

[Chega um amigo do velho, que veio no mesmo navio.]

Os dois se cumprimentam, iniciam uma conversa. Os adolescentes começam a falar que vão montar um asilo ali.

Velho (para o amigo) – Aqui neste país a gente tem essa qualidade de vida, velho joga bola!

Volta assunto da caixa, e diz o adolescente dois: Os meus guardados tão no iPod !...

Velho – Ah, isso eu admiro!

[Diretor congela a cena. Dirige-se à plateia: "Vou pedir para vocês fazerem duplas e cada dupla imaginar um final para essa história". Os pares juntam-se por proximidade (três pares).]

[Membro de um par pergunta: "E se tiver finais diferentes (dentro da dupla)? Tá muito diferente, não dá pra juntar". Diretor propõe: "Então vamos ver os dois finais desta dupla".]

Cada final é relatado em uma frase e, em seguida, representado pelos atores que se encontravam na cena.

Final 1: *Os dois velhos mandam os jovens tomar no cu e vão embora.*

Dramatização Final 1:

Velho (para o adolescente dois) – Meu amigo, o que tem nessa caixa é muita riqueza!... Vai tomar no cu e suma daqui!!!

Final 2: *Um velho fica no gol, outro no ataque, e vão todos jogar juntos.*

Dramatização Final 2:

Velho – Não tá me conhecendo?! Eu sou o Pelé!

Adolescente dois, "tirando sarro" – Os cara gostam de história mesmo, vamos fazer aquele jogo do milésimo gol...

Velho – Mas eu tenho uma antipatia d'ocê, rapaz!...

Propõe fazer de conta que o rapaz seja a bola, e chuta-a embora.

Final 3: *Os velhos seduzem os jovens para o que tem na caixa.*

Dramatização Final 3:

Velhos, convidando – Olha lá o segredo! "O segredo da caixa!"

Todos olham, fazem que gostam, se admiram.

Final 4: *Eles ficam conversando, passa um catador de papel e leva a caixa.*

Dramatização Final 4:

As personagens ficam discutindo quem pega a caixa, em qual posição...

Um dos membros da dupla que propôs o final entra em cena, passa e leva a caixa.

Adolescente dois – Ih, a caixa dos cara não tá mais aí!

O velho começa a passar mal. O adolescente um fala em chamar o Samu, acode o velho. O adolescente dois e o amigo do velho dizem que vão procurar a caixa.

Diretor (para os atores): "Agora vocês vão criar a finalização de vocês".

Final 5:

Velho – Eu trouxe a caixa com uma forma; agora, ela está assim... (toda desmontada)

Os jovens "tiram sarro" desse modo de armazenar dados, falam em iPod etc. Em algum momento, o velho refere-se à caixa como "nossa".

Adolescente dois – Peraí! A caixa é sua! Agora você vai liberar geral, a caixa é nossa?

Velho – Peraí! Nós tomamos sorvete juntos, jogamos futebol!...

Todos discutem, não se entendem. O amigo do velho afasta-se, põe a mão na testa: Acho que vou embora, está me dando uma dor de cabeça... (sai de cena) Os dois jovens fotografam o que tem na caixa, para guardar desse outro jeito. Dizem que, se precisar, mandam para o velho por e-mail. Despedem-se.

No compartilhar, todos permanecem algum tempo introspectivos, em silêncio. Em seguida, as falas expressam tristeza, para alguns misturada com alegria, o velho e o novo, "O reconhecimento de que precisa ser com prazer", "Parece que nada me tocou, é uma coisa que não sinto mais", "Sinto tristeza, e terminei com muitas perguntas e poucas respostas". Várias pessoas trocam abraços. (A pesquisadora/observadora sente-se também muito tocada pela emoção.)

Processamento

A) O Velho, a Caixa, o Adolescente

Vemos um velho desconfiado, que se posiciona como o guardião da caixa. Vemos um adolescente que chega propondo e realizando ações sem consideração para com a relação do velho com a sua caixa, onde guarda sua história. O adolescente, que "cansou de ouvir história velha", quer jogar futebol; só que ele quer fazer da caixa a bola, e caixa não é bola, caixa chutada se desmantela, suja, rasga...

Há uma tensão entre essas duas forças, a que quer cuidar, conservar algo seu, e a que quer iniciar outro modo de ação, que desconsidera o vínculo do velho com a caixa, e, mesmo, a natureza da caixa. O velho tenta, todo o tempo, envolver o adolescente com a caixa; este, no máximo, aceita negociações: "Você paga o sorvete?"

Mas e por que tanto interessa ao velho a presença do adolescente? Por que convida ao sorvete, por que aceita pagar? "Peraí, eu gosto de você", diz o velho, quando o adolescente um ameaça ir embora, e oferece sorvete – para logo tornar a pôr "a caixa" no meio: "Pago. Mas você tem que levar a caixa".

Há um reconhecimento implícito da importância da presença do outro; porém, há uma imposição do modo de estar, que exige atenção à caixa. Por sua vez, também o adolescente ameaça ir embora se as coisas não forem como ele quer.

Mas há ambivalência na fala do velho: "Está pesada!..." Se pesa tanto, por que a carrega? Por que essa história necessita ter essa existência material e ser carregada por seu dono? O que teme o velho? Que destruam sua história? ("Quem não tem história não tem vida!") Que contem sua história de outro jeito? Que a vejam com outros olhos? Que façam dela novas histórias, coletivas, não mais só dele?

Podemos entender o Velho como sendo o grupo que "carrega" o IPPGC. Sua história confunde-se com a própria história do IPPGC. O reconhecimento legal (estatutário), que igualou corpo docente com Conselho de Associados, veio legitimar uma antiga situação de fato, pois, ao longo da história do IPPGC, progressivamente, as decisões pedagógicas, políticas e administrativas foram sendo assumidas por esse grupo – o grupo que permanece e cuida dos destinos da instituição. Mas, como nesse campo das metáforas nada é assim tão exato, não há um exato "grupo que carrega o IPPGC". Sua composição é um tanto fluida, mesmo entre o grupo de professores. Às vezes o grupo de "carregadores" engrossa, às vezes diminui... É certo que, ao longo de trinta anos, essas configurações cambiaram bastante, embora se possa reconhecer um núcleo de pessoas sempre ou quase sempre envolvidas com "a Caixa".

Em anos mais recentes, buscou-se uma abertura para a entrada de novos membros, incluindo-se, assim, alguns ex-alunos credenciados como didatas e um antigo professor que havia estado presente nos primeiros anos, e depois se afastara. Desse modo, em meio a mudanças de ordem política e pedagógica, alterou-se, também, razoavelmente, a composição do grupo. Aos membros com uma antiga história de "carregar" o IPPGC, com variados graus de envolvimento, uniram-se pessoas que provavelmente nunca se viram fazendo isso, talvez nem pretendam fazê-lo. Sua entrada, de certo modo, acentuou os conflitos já existentes quanto ao "carregar a caixa": como se dá a distribuição de direitos e deveres?

A disputa envolve a forma de conduzir a instituição em seus destinos políticos e pedagógicos, passando (ossos do ofício...) pelo administrativo. Praticamente todos os membros do grupo sentem-se envolvidos e desejosos de participar das atividades "mais nobres" – dar aulas, basicamente –, mas "carregar a caixa", quem quer?

E até que ponto esse velho desconfiado pode admitir que sua história, ciosamente guardada, se perca, se misture, se transforme, transformando o próprio Instituto em outra coisa – ***que*** *coisa?*

B) Os Adolescentes, os Velhos e a Caixa

O primeiro adolescente já entra em cena chutando a caixa, dizendo o que quer, propondo em palavras e ação a sua maneira de estar com o velho. Ímpeto juvenil? Inconsequência? Descaso para com o significado da caixa para o velho? Intolerância para com histórias das quais não fez parte, que "cansou de ouvir"?

Sua atitude suscita reações de ameaça e de contenção por parte do velho e do outro homem. Quando o adolescente ameaça ir embora, espertamente, o velho lhe propõe outro critério para permanecerem juntos: tomar sorvete. A chegada do adolescente dois recoloca o "jogar futebol". Há uma tentativa do grupo de se reorganizar segundo esse critério, mas logo se volta à proposta de tomar sorvete.

O adolescente aceita, desde que o velho pague. O velho pagará, desde que o adolescente leve a caixa. Há uma medição de forças, cada lado tentando impor ao outro o seu desejo e, nessa escalada, o adolescente diz que aceita levar a caixa. Mas toma-a sem nenhum cuidado e, confrontando o velho, diz: "Fica tranquilo, não está caindo nada". Ora, daquele papelão totalmente plano, incapaz de ser continente para coisa alguma, ou está caindo tudo, ou não há nada para cair... De algum modo, ainda que carregando a caixa, como queria o velho, o adolescente continua negando importância à preocupação do velho com ela, ou, talvez, desafiando-o a impedi-lo de agir dessa forma com a tal caixa: finge que concorda, mas faz como quer.

O velho ignora a provocação, "deixa barato". Terá bastado a aparente aceitação do jovem à condição imposta? Parece que garantir a permanência do adolescente, nesse momento, sobrepuja a necessidade de tomar conta da caixa.

Uma chamada externa, de outros amigos dos adolescentes, recoloca o futebol na cena. E repete-se a disputa em torno da caixa. Mas não se trata de duas partes querendo, cada uma, a posse do objeto; trata-se de o velho querer impor aos jovens "a caixa", que eles também cuidem dela... E os jovens, acintosamente, tornam a fazer dela a bola. À tentativa do velho de "ganhá-los" para o seu intuito, o adolescente dois responde: "Depende, se tiver dinheiro na caixa..."

A chegada do amigo do velho é incorporada dentro do mesmo clima, com jocoso desprezo dos jovens pelo passadismo dos velhos. E com (invejosa?) admiração do velho pela desenvoltura dos adolescentes em se servirem das novidades tecnológicas. Cabe perguntar: será que podem velhos alquebrados jogar futebol com adolescentes, mesmo que seja no gol? Há compatibilidade de interesses, de capacidades? Poderia verdadeiramente ser um jogo de futebol, ou seria só "de mentirinha"?

Simbolicamente, a figura do Adolescente pode representar membros não tão antigos do corpo docente, e/ou alunos e/ou ex-alunos, alguém pertencente ou desejoso de pertencer/jogar, mas querendo jogar um jogo "mais livre de história velha". Quanto compartilham eles dessa história? Uns mais, outros menos, participaram de alguns momentos; de outras muitas situações só ouviram contar. Alguns, às vezes, parecem negar a trabalheira envolvida, como se tivessem a convicção (meio mágica?) de que é simples, "bola pra frente!". Nos outros há, talvez, um zelo excessivo pelos princípios institucionais.

Entre o "futebol" e o "sorvete", as partes tentam impor suas vontades, até o limite do não rompimento. Fazem concessões, aceitam fazer algo em conjunto, em nome da permanência. Ignora-se a provocação, aceita-se fazer menos que o desejado, admite-se fazer diferente – até certo ponto. Afinal, para que o Instituto se mantenha, é necessária essa composição de forças, são necessários os vários tipos de colaboração. Nenhuma pessoa ou subgrupo detém sozinho a posse e/ou os direitos sobre "a Caixa". E, de novo, como no campo das metáforas nada é exatamente exato, podemos também compreender que o Velho e o Adolescente existem, em diferentes graus, dentro de cada membro do grupo, independentemente do seu tipo de vínculo com a instituição, no conflito entre o desejo de conservar os valores institucionais e o desejo (ou necessidade?) de se aventurar no virtualmente valoroso desconhecido...

C) O Adolescente Um, o Adolescente Dois e a turma do campinho

O adolescente um quer jogar futebol com o velho, chutando a caixa. O adolescente dois vem convidar o primeiro para jogar futebol fora dali. Acaba se envolvendo também com as questões entre o velho e o adolescente um, mas parece não ter vínculos com o velho nem com a caixa, que tranquilamente reconhece ser do velho ("Peraí, a caixa é sua!"). Ele traz o de fora, que chama: "Os cara já tão lá no campinho!" Tenta levar o adolescente um nessa direção, mas parece que há um engate, que puxa junto o velho e a caixa... Há um jogo acontecendo lá fora, há um campinho, há uma turma... mas é difícil liberar-se, sair. Parece que já existe um compromisso com o velho. Convidam-no. Ele aceita, mas pergunta: "Peraí, pra que vocês querem que eu vá?" A dúvida é pertinente: velhos, de bengala, jogando futebol no campo com adolescentes?!

Maior inserção do IPPGC na comunidade é um antigo desejo, muitas vezes mencionado entre os membros do corpo docente. "Ir para fora", deixar de ser "uma tribo que se basta". Esse "sair" tem múltiplos sentidos: sair dos limites geográficos do Instituto para atuar em bairros, instituições etc.; sair da posição quase exclusiva de Escola de Psicodrama e envolver-se mais com prestação de serviços; sair da convivência fechada com a comunidade psicodramática, dar-se a conhecer, trocar com outras linhas, outras áreas; sair para a Academia.

Há um jogo acontecendo lá fora, existe o desejo de participar, mas, de alguma forma, a energia está presa aos embates internos: quem for deverá levar a Caixa, isto é: ser um legítimo e competente representante do IPPGC. Jovens dão conta de cuidar bem da Caixa? – leia-se: representar adequadamente o Instituto? Velhos dão conta de jogar futebol, mesmo que seja no gol? Serão jogos que se coadunam com a natureza do Instituto? Será válido participar?

D) O Velho, o Outro Homem, o Amigo do Velho, o Adolescente Um, o Adolescente Dois... e a Caixa

O outro homem surge como primeira personagem a contracenar com o velho, mais numa atitude exploratória do que realmente engajado numa cena (aquecimento ainda insuficiente). A personagem não chega a ganhar força. Mas, quando atua de improviso, diante do adolescente que chega chutando a caixa, age como um aliado do velho, ecoando suas falas e até tentando conter o adolescente.

O amigo do velho, também, vem para somar ("viemos no mesmo navio..."), mas é tragado em meio à discussão geral – a caixa, o futebol, o sorvete. Não consegue marcar presença e acaba saindo, "com dor de cabeça", quase que ignorado pelas personagens da cena em andamento.

O foco no embate com os adolescentes não permite que o velho some forças com os aliados que chegam. Do mesmo modo, os adolescentes não conseguem ir jogar futebol no campinho. Em outras palavras, a disputa em torno da caixa ocupa todo o espaço relacional, não permitindo a descoberta de alternativas (campo tenso).

Faltaria aos membros do grupo a percepção das alianças com as quais podem contar? Até que ponto são visíveis as afinidades, as possibilidades de ações conjuntas entre subgrupos? Parece que no meio do caminho há uma Caixa, assumindo as dimensões do próprio IPPGC, como um bloco único, rígido. Mas subsiste o grupo sem o IPPGC? Não é ele que lhe dá identidade? Estarão todos em busca de uma resolução definitiva dos conflitos, alguma idealizada posição única, unânime, o sonho de um bloco coeso, uma certeza de verdade? O "legítimo IPPGC", o "verdadeiro psicodrama"?

E subsiste o IPPGC sem o grupo? Até que ponto seria possível a tolerância para que "velhos" pudessem realizar ações de acordo com suas preferências e disposição, e "adolescentes", da mesma forma, pudessem jogar o que lhes interessa? Haveria uma fragmentação do grupo? A instituição suportaria essa pluralidade?

E) Os finais

Os finais 1 e 2 saíram de uma só dupla, que não conseguiu chegar a um consenso. Segundo o final 1, o velho manda embora o adolescente, como quem resolve dar um basta à desqualificação e à falta de envolvimento deste com a caixa. De acordo com o final 2, todos vão jogar juntos: integrados numa ação comum, ainda que em times diferentes. Só que a concretização dessa cena pelos atores/personagens não foi possível: os adolescentes continuam "tirando sarro" dos velhos, atitude que leva o velho a repetir o final 1, mandando-os embora.

No final 3, há uma tentativa de integração escapando do futebol e do sorvete. Volta-se um passo atrás, antes do agir: os velhos chamam os jovens a olhar dentro da caixa com o intuito de que se sintam seduzidos por seu conteúdo. Na concretização em cena, há certa perplexidade, as personagens/atores parecem "fingir" uma admiração pelo que veem, e a ação não segue adiante.

Aparentemente, tanto o final 2 quanto o final 3 não puderam encaixar-se na cena como ela vinha se desenrolando, isto é, em clima de disputa. Não foi possível uma mudança de trajetória, pelo envolvimento dos atores naquele clima.

O final 4 traz um novo e importante elemento: a dificuldade de agir de forma integrada deixa o grupo vulnerável, deixando o próprio objeto da disputa exposto à ação de terceiros. Só assim surge a possibilidade de cooperação: rompe-se a unidade velho/caixa, o velho se enfraquece, passa mal e "abre a guarda". Muda a configuração sociométrica do grupo, surgem novos critérios e novas composições: o adolescente um vai cuidar do velho, enquanto o adolescente dois junta-se ao amigo do velho para procurar a caixa. Surgem novos pares que misturam as gerações.

No final 5, com a caixa novamente presente, reinstala-se a disputa. O amigo do velho, como que impossibilitado de pertencer a um ou a outro lado, afasta-se. Ao cabo, os jovens vão embora, mas, prestativos, oferecem-se para fotografar o conteúdo da caixa e mandar por e-mail ao velho – já que é tão importante para ele. Há, no ar, certa condescendência...

É plausível admitirmos que os diferentes finais revelam as fantasias, os desejos e temores do grupo quanto a seus rumos – os rumos do IPPGC. Atentando para o fato de tratar-se de uma longa convivência, é possível compreender que, no início, quando a construção do papel de professor se fazia junto com a construção da própria instituição, os interesses envolvidos eram mais compartilhados. À medida que as pessoas foram evoluindo profissionalmente, diversificando suas atuações e seus vínculos fora da instituição, desenvolvendo escolhas teóricas e metodológicas entre as várias vertentes do psicodrama, modificou-se também a configuração sociométrica do grupo. A convivência tornou-se menos confortável.

Entretanto, esse grupo é o continente no qual cada um pôde crescer; ele é referência profissional e afetiva, espaço de trocas, respeito e admiração, ao mesmo tempo que fonte de discordâncias e competição. Pertencer a ele é ainda um valor para a maioria absoluta de seus membros, se não para todos. Estabelece-se, assim, uma tensão (mais ou menos velada) que se reflete também na forma de gestão institucional. Pois, se for necessário definir uma posição única, quem fica, quem sai, de qual IPPGC? Afinal, quem é seu dono?

Nesse sentido, o final 1 representa o fim da tensão pela expulsão de uma das duas partes em conflito na cena, a parte que não se responsabiliza pela Caixa: uma resolução dramática possível na cena, mas, difícil de realizar no "real" da instituição. Até porque o Adolescente é a representação de partes cambiantes; identificá-lo com alguma pessoa ou subgrupo seria uma simplificação abusiva.

Os finais 2 e 5 apontam para um desejo de conciliação – acordos, em nome da convivência. De certo modo, é como se tem feito até agora.

O final 3 é a utopia. Poderia representar a comunhão de interesses e convicções em torno da ideia primeira, dos destinos originais do IPPGC – caso fosse possível um acordo sobre o que isso significa hoje, na prática. Prática que supõe administração, sobrevivência financeira, e, para ser concretizada, cobra participação, envolvimento. E, aqui, torna-se fundamental atentar para a enorme diferença do macrocontexto social "anos 2000", em relação aos anos iniciais (décadas de 1970, 1980). Havia então um espírito que animava a instituição em seu status nascendi, *o mesmo clima que animou a fundação da Febrap naqueles tempos de severas restrições à coesão social (ver* Motta, *2008). Havia ainda uma característica comum à maioria de seus membros, então jovens iniciantes na profissão e na vida adulta, com menos compromissos familiares e profissionais e com muita vontade de lutar pelo direito de associação, pela concretização de um mundo mais solidário e igualitário... Na fantasia posta em cena nesse final, todos estariam animados do valor de dedicar-se a tornar possível a existência do IPPGC.*

À custa de abrir mão de outros aspectos de sua atual vida profissional e familiar?

Quem sabe pudessem os "jovens" atuais conhecer, indicar, viabilizar caminhos de sustentabilidade para o IPPGC? Nesse caso, seria ainda o IPPGC? Como fazer uma transição? A utopia pode permanecer como inspiração, meta a ser alcançada.

O final 4 concretiza um temor de "falência" (em todos os sentidos) do Instituto, por falta de consenso para ações mais afirmativas e eficazes perante o mundo exterior. Ameaça sentida e explicitada, muitas vezes, no grupo. O delineamento desse final era apenas: "Eles ficam conversando, passa um catador de papel e leva a caixa". Mas, diante desse "fato" (diferentemente do que ocorreu no final 3), o que se vê na cena é a mobilização coesa de todos. Coesa, mas não indiferenciada: há subgrupos e funções. O perigo faz nascer a união. A urgência cria a reorganização sociométrica – imperfeita, precária, que seja. Afinal, todos têm a convicção de estar ligados a algo valioso, ao menos potencialmente ("Só se tiver dinheiro na caixa..."/"Tem muuuito dinheiro!"). E todos estão cientes das dificuldades pelas quais vem passando a instituição. Perante a subtração da Caixa, o grupo se organiza na busca de recuperá-la e nos cuidados ao Velho.

Velho/Caixa/IPPGC/corpo docente/Conselho de Associados – entendo que todos esses significados se fundem, e há um zelo por sua preservação, despertado com mais intensidade diante do perigo externo.

Reflexões sobre o processamento em pesquisa sociodramática

No sociodrama tematizado "Rumos do IPPGC", a técnica utilizada para o aquecimento privilegiou a memória e a troca de histórias da instituição, decompostas, recompostas, misturadas e recriadas com vistas à exploração do tema. A proposta permite supor que, nessa condição, os protagonismos surgidos foram a expressão de questões ligadas aos "rumos" e também – sempre! – de questões da interação entre os membros do grupo, instados a brincar com as ideias e a coproduzir cenas: a cena como metáfora do grupo em relação a um tema.

Entendo que a legitimidade da metáfora repousa fundamentalmente na espontaneidade conseguida na ação em contexto dramático. Isto é, o material trazido pela cena é tão mais rico quanto mais os atores se desligam de ideias prévias e se deixam envolver pelas demandas relacionais nesse contexto, atuando levados pelo aqui e agora, de forma livre e adequada. Só assim teremos dois contextos – o "real" e o "como se", ou o grupal/institucional e o psicodramático. Se os atores permanecessem tentando controlar a representação, um falso contexto dramático seria criado, e ficaríamos restritos a apenas um significado: o racional, o já sabido. Para isso, bastaria as pessoas se reunirem e discutirem o tema.

A técnica utilizada – fusão, recomposição, refusão das várias histórias – levou à produção de duas cenas, e estas à síntese de uma personagem por meio da qual o grupo escolheu continuar a produção. É a partir daí que se construirá a metáfora, à medida que o grupo, auxiliado pelas atentas intervenções do diretor, vai atingindo um nível ótimo de aquecimento.

A ação espontânea, livre de censuras, revela as relações do grupo e no grupo, pela via dos sentimentos, da intuição. A cena traz isso em *status nascendi*. Quando assim se compreende o seu desenrolar, abre-se o caminho para a interpretação da metáfora.

Nesse trabalho, sem prejuízo de outras possibilidades, proponho uma interpretação baseada na sociometria – o que significa priorizar escolhas e critérios.

O velho foi a personagem à qual o grupo manifestou adesão e em torno da qual se agregaram novas personagens, construindo-se, em cena, relacionamentos – vínculos – com determinadas qualidades sociométricas: conflitos, alianças, indiferenças, simpatias, antipatias... É isso que é preciso ver.

Para ver, é preciso, em primeiro lugar, olhar a cena, ater-se a ela, sorvendo os sentidos que lhe são imanentes, intuitiva e ingenuamente: um velho é um velho; um adolescente é um adolescente; determinadas formas de contato são cordiais, outras são agressivas, ou irônicas, ou ambíguas... Como se dão os vínculos, quais são os propósitos das personagens, em suas várias relações? Como isso evolui no decorrer da cena? Que escolhas, que critérios estão presentes? O tom, a qualidade dessas relações, deve ser captado, cuidadosamente estudado, referido a um sentido, na cena. Só depois, num segundo momento, busca-se fazer uma transposição de sentidos para a vida do grupo, no rastro de uma pesquisa científica qualitativa.

Vejo como altamente positiva, no movimento psicodramático, a atual ênfase em pesquisa, decorrente da necessidade de dialogar com a universidade. Entretanto, que não seja convertida, para nossos alunos, em uma obrigação quase burocrática de preenchimento de um formato que pareça pesquisa, mas sem a força e a consistência de um espírito investigador, fruto de um legítimo interesse em investigar. Minha questão é: que não se chame "pesquisa" a qualquer trabalho sem que nele se busque cuidadosa atenção ao método e criteriosa reflexão sobre o que ele revela. Novamente, estamos falando de validação de procedimentos científicos.

Para que, para quem se trabalha? A questão do pesquisador não pode ser colocada acima ou à parte da vida do grupo. "Um procedimento verdadeiramente terapêutico não pode ter um objetivo menor que o todo da humanidade" (Moreno, 2008, p. 41). Todos os envolvidos podem e devem compartilhar da sabedoria alcançada na ação, e essa compreensão não deveria ficar circunscrita a um âmbito restrito, mas sim voltar-se para implicações cada vez mais abrangentes. Trata-se de considerar a complexidade e a interdependência que envolvem a compreensão de qualquer fenômeno humano. Verdades são construções provisórias, mas sua apropriação pelo grupo é o que possibilita o equilíbrio e o desequilíbrio que movem sua construção e sua destruição, em permanente dinâmica. A comunicação escrita é mais um passo nessa direção.

Os significados emergirão da cultura grupal, vivida, observada, investigada pelo condutor da pesquisa – que, no sociodrama em questão, é também um membro do grupo –, sendo recomendável ouvir, também, os demais implicados, cujos olhares ampliarão o campo interpretativo. Isso foi feito, em fevereiro de 2009, em uma reunião solicitada especificamente para esse fim. Essa socialização dos vários pontos de vista permite que aquilo que se revela seja imediatamente reprocessado no grupo, de modo que este passe a um novo patamar de conhecimento compartilhado. Isso é essencial ao psicodrama, em qualquer de seus métodos.

Para a pesquisa qualitativa com metodologia sociopsicodramática, indissociável do pensamento sociátrico, interessa mais o processo que o produto. Este relato escrito – produto – será, também, por sua vez, objeto de crítica e reflexão, podendo servir de inspiração e gerar desdobramentos nesse "moto-contínuo" de vivenciar o conhecimento, processo de ciência e arte.

Referências bibliográficas

Garrido Martín, E. *Psicologia do encontro: J. L. Moreno*. São Paulo: Ágora, 1996.

Moreno, J. L. *Quem sobreviverá? Fundamentos da sociometria, da psicoterapia de grupo e do sociodrama*. Edição do estudante. São Paulo: Daimon – Centro de Estudos do Relacionamento, 2008.

Motta, J. M. C. (org). *Psicodrama brasileiro: história e memórias*. São Paulo: Ágora, 2008.

Turato, E. R. "Métodos qualitativos na pesquisa científica" *Revista Portuguesa de Psicossomática*, v. 2, n. 1, p. 149-57, jan./jun. 2000.

2 O PESQUISADOR E O PROFESSOR DE PSICODRAMA

MARIA DO CARMO E. MAZZOTTA

Nos últimos anos, a questão da aproximação do psicodrama com a Academia vem sendo debatida no movimento psicodramático brasileiro, inclusive no IPPGC, escola na qual sou professora. Posicionamentos polêmicos, pontos discordantes, restrições, dúvidas e defesas vêm sendo publicamente expostos. Este texto apresenta uma síntese da pesquisa por mim realizada em 2008, cujo tema consiste na articulação entre a pesquisa sociopsicodramática e o professor de psicodrama. A busca por clareza na minha própria localização nesses conflitos foi a motivação maior para sua realização. Por um lado, a pesquisa científica é considerada por alguns professores um instrumento fundamental ao processo de construção do conhecimento; por outro, questionam-se os riscos de o psicodrama perder sua essência, que é a espontaneidade-criatividade, ao tentar se enquadrar nos parâmetros da Academia.

A pesquisa acima citada ocorreu com um grupo de pesquisadoras do qual eu fazia parte ocupando a posição de coordenadora. O grupo era composto também por mais duas professoras e duas ex-alunas recém-formadas no curso de sociopsicodrama. Esse grupo formou-se por ocasião de uma pesquisa realizada em 2007, em uma ONG de Campinas, por intermédio do IPPGC. Houve um significativo crescimento profissional do grupo a partir desse primeiro contato com a pesquisa científica, sendo que outros trabalhos e pesquisas desvinculados do Instituto foram por ele desenvolvidos, culminando em publicações, apresentações em congressos etc.

Quando escolhi como metodologia para a pesquisa o sociopsicodrama, tinha a intenção de sair do senso comum das falas avaliativas, dos critérios de eficiência definidos por parâmetros objetivos e maniqueístas como bom/ruim, aprendido/não aprendido, válido/inválido. Tinha clareza de que meu caminho era pesquisar o subjetivo em sua forma mais expressiva possível e, mais além, pretendia tocar o intersubjetivo grupal:

saber como o grupo havia vivenciado o processo, investigando os estados coconscientes e coinconscientes das relações em suas produções.

O sociopsicodrama, como metodologia de pesquisa social, situa-se em uma epistemologia qualitativa, pois sua proposta é investigar os fenômenos levando em consideração os aspectos subjetivos, sócio-históricos, circunscritos em determinado grupo ou contexto. Moreno (1972) abriu essa possibilidade para as intervenções sociais considerando a arte uma ferramenta de conhecimento construído com a prática. Seu caminho foi a sistematização da ação, grupalmente produzida por meio dos métodos dramáticos de improvisação, para a produção do conhecimento. Segundo ele, não se pode conhecer uma estrutura social sem tentar modificá-la. Conhecer está sempre vinculado a uma proposta de transformação (Moreno *apud* Naffah Neto, 1979, p. 130).

O sociopsicodrama busca a articulação entre ciência e arte. Encontrei nessa metodologia o caminho mais adequado para seguir em minhas inquietações e buscar novos elementos para analisá-las. Optei por realizar uma sessão com o grupo de pesquisadoras, utilizando o método do teatro espontâneo, por considerá-lo mais indicado ao objetivo da pesquisa, ou seja, o de explorar a intersubjetividade grupal. Um aspecto fundamental para atingir os objetivos propostos foi a utilização de equipamento de filmagem.

A sessão sociopsicodramática

Por fazer parte do grupo pesquisado, convidei outro psicodramatista para dirigir a sessão. Ela aconteceu com seus participantes se despojando das capas do conhecido e racionalmente controlado, mergulhando para viver algo sob as certeiras mãos de um diretor que conduziu o grupo garantindo suficiente liberdade e confiança.

No aquecimento inespecífico houve alguns jogos para exploração da sala, seguidos por outros com movimentos e olhares entre os participantes, possibilitando sua grupalização. Já no aquecimento específico, construiu-se inicialmente uma linha do tempo marcando situações importantes da história grupal e, em seguida, escolheu-se a mais significativa, por parte de cada um dos participantes, totalizando cinco situações destacadas. A dramatização ocorreu tendo por base as emoções nelas evocadas. Assim, por meio do teatro espontâneo, aconteceu uma vivência de caráter ficcional, cuja história foi construída por meio da linguagem analógica.

Na cena inicial o ator descreve um arco coberto por balões coloridos, celebrando uma vida nova, com luz, cor, respiração. O personagem é alguém chegando a um lugar desconhecido, com muita bagagem, coisas boas e coisas ruins. Sua expressão é de encantamento com a cena. Entretanto, há um segundo personagem, inflando os balões, que ressalta o grande esforço despendido para enfeitar o lugar, e surge um confronto entre eles. Um novo movimento grupal é expresso quando o personagem que vê a beleza se dispõe a trabalhar também. Contracena com ele outro personagem que diz não saber o que é, nem para que serve. Ao perceber que este último apresenta um ritmo nas mãos, o diretor o estimula a ampliar os movimentos, o que desencadeia uma dança. Os dois personagens se liberam dançando livremente, misturam-se, harmonizam-se, comunicam-se, encontrando um sentido comum e complementar por meio da dança.

A ação dramática renova-se com a entrada de outro ator, que representa o vento por meio de grandes assopros. Um dos personagens que estava dançando evidencia o prazer do vento, o outro ressalta a importância do ar puro para respirar. Um terceiro personagem entra em cena, entregando um tubo de oxigênio encomendado. Os personagens aceitam, mas surge um conflito no pagamento. O entregador faz a cobrança e o personagem que expressa prazer brinca com ele, dizendo pagar como ele quiser, com dinheiro, ouro, pedras preciosas. O entregador quer dinheiro. Não aceita brincadeira e faz sua cobrança com firmeza. O entregador fica contente por receber o dinheiro e não sabe o que vai fazer com ele. O diretor lhe propõe imaginar o que poderia acontecer na cena, o que faria com o dinheiro.

Na cena seguinte, estão dois personagens com um saco cheio de dinheiro em cima de um prédio, numa rua muito movimentada, e outro segurando um ventilador. Os personagens que estão em cima do prédio fazem uma contagem regressiva e soltam o dinheiro pelo ar. Todos sentem muito prazer na concretização da cena, vendo as notas voando e as pessoas tentando pegá-las. Um deles diz: *"Quando souberem que as notas são falsas... aí que eu quero ver..."* Outro diz: *"Muita sacanagem se forem falsas"*.

O diretor interrompe a cena e propõe que a continuação seja o que vai acontecer com as pessoas quando souberem que as notas são falsas. A integrante que trouxe a ideia de o dinheiro ser falso diz: *"Uns só vão olhar e perceber que são falsas, outros vão brigar, alguns vão acreditar que não são falsas, e ainda outros vão para a esquina tomar cerveja , entretanto um deles vai ficar revoltado"*. O diretor sugere à integrante que escolha alguém para ser o revoltado. A cena inicia-se com uma discussão entre os dois personagens: um, indignado com o fato de o dinheiro ser falso, querendo saber quem seria o responsável; e o outro, criticando o revoltado, chamando-o de idiota e afirmando que o dinheiro é verdadeiro. Propõe ao revoltado que, já que ele acha que o dinheiro é falso, o dê a ele. No final da discussão, o revoltado, cansado de tentar mostrar ao outro que o dinheiro é falso, entrega seu dinheiro, demonstrando querer se livrar daquele diálogo repetitivo. O diretor indaga seu sentimento e ele se diz acabado, por ter sido sacaneado. Ao questionar também o grupo a respeito da continuidade da cena, surge o personagem agiota, que *"empresta dinheiro às pessoas, mas cobra muito caro por isso"*.

O agiota está em seu escritório, esperando seus fregueses, atendendo a telefonemas e fazendo contas, muitas contas. Expressa sua ansiedade e, de repente, cai no chão, parecendo ter sofrido um ataque cardíaco. A secretária do escritório entra e diz: "*Benfeito! Tomara que o ataque cardíaco tenha sido fulminante. Eu tava torcendo para chegar alguém aqui denunciando ele. Agiotagem é crime! Ainda bem que foi ele que morreu, ele já matou muita gente*". A secretária chama uma ambulância e sai para avisar a esposa. A ambulância chega e a enfermeira diz que ele está sem batimento cardíaco, que morreu. Surge também um policial para iniciar os procedimentos legais: relatório, assinaturas, testemunhas são providenciados.

O diretor propõe um solilóquio à integrante no papel de agiota. Este diz: "*Quem falou que eu morri? Que médico incapaz! Eu tô vivo e logo vou acordar*". O agiota, supostamente morto, começa a se mexer e pergunta: "*Vocês pegaram meu dinheiro?*" A enfermeira, assustada, diz ter verificado todos os sinais que atestavam sua morte. Ele contesta, dizendo estar ótimo. Todos questionam o que aconteceu e ele responde que passou mal; vomita na frente de todos, mostra o exame de urina que o policial solicitou e volta para suas atividades de agiotagem, distribuindo cartões a todos. As pessoas começam a ir embora. O diretor pergunta como a cena termina, e o agiota responde: "*O único valor da vida é o dinheiro, tô aqui sozinho, vou correr atrás do dinheiro*".

Ao encerrar a dramatização, o diretor propõe um jogo verbal no qual todos os participantes devem dizer rapidamente frases, concordando ou não com a afirmação do protagonista, o que gera no grupo uma reflexão a respeito de valores.

O compartilhar revelou que se reproduziram na sessão as emoções e experiências significativas vivenciadas durante o processo grupal das pesquisadoras[1].

Análise de dados

Deparei com um desafio diante do processamento da sessão, pois assumir a interpretação das histórias isoladamente era como apoderar-me de algo que não pertencia exclusivamente a mim. Pedi então às companheiras que escrevessem, caso quisessem, algo sobre a sessão, para ajudar a balizar minhas análises. Das quatro participantes, três escreveram seus comentários e análises. A meu ver, esse encaminhamento foi necessário para manter uma coerência com a proposta da metodologia sociopsicodramática de

1. O relato completo da sessão, com a etapa do compartilhar e seu processamento, pode ser encontrado no texto original da pesquisa realizada pela autora: *O professor de psicodrama e o pesquisador: uma articulação desejável*.

pesquisa, que prioriza a intersubjetividade e a construção grupal. O processamento foi enriquecido pelas contribuições das colegas pesquisadoras, e um novo texto foi por mim elaborado e mostrado a elas e ao diretor do sociopsicodrama. Após essa nova troca, finalizei minha leitura da sessão, citando inclusive os pontos de desacordo das análises das participantes.

Para essa construção, foram consideradas as cinco situações da história grupal eleitas pelas cinco participantes durante o aquecimento da sessão e as cenas criadas e dramatizadas. Para mim, as situações reproduzem de forma sintética a história oficial do grupo, enquanto as cenas criadas foram a expressão da intersubjetividade grupal estabelecida, incluindo sua história, seus desdobramentos, resultados, aprendizagens, dificuldades e conflitos relacionais. Assim, essas duas referências são inseparáveis, já que uma é consequência da outra, porém se apresentam em formas expressivas diferentes, ou seja: uma em linguagem direta, e a outra analógica. A articulação das duas referências possibilitou a composição da análise dos dados. Convém ressaltar também o imenso leque de opções de leituras dos significados para a experiência vivida; entre eles, as participações e os papéis de cada um, a sociometria e a sociodinâmica grupal, o significado pessoal e grupal de ser pesquisador. Todos esses aspectos eram faces de um processo rico, pluridimensional e inter-relacionado. Entretanto, uma delimitação se fez necessária para direcionar o estudo, a fim de que seus objetivos fossem atingidos. Os aspectos selecionados foram a definição de um projeto dramático comum e sua constante atualização em consonância com a evolução do grupo e a produção criativa grupal, seus conflitos e desdobramentos.

O processamento da sessão explicitou como foi construído o projeto dramático do grupo. Inicialmente, o que havia como identidade grupal era o fato de todas as integrantes serem psicodramatistas em busca de algum tipo de aprimoramento profissional. Entretanto, havia objetivos, expectativas, disponibilidades pessoais, experiências profissionais, níveis de conhecimento diferenciados entre elas. Na concepção psicodramática, compreendemos que havia assimetrias nas relações, critérios sociométricos diferenciados, histórias relacionais anteriores. Esses aspectos causavam conflitos entre as participantes. Entretanto, eles foram atenuados no momento em que o grupo percebeu os resultados positivos que a intervenção estava proporcionando aos sujeitos pesquisados e, principalmente, a riqueza de dados teoricamente produzidos. Tais aspectos foram fundamentais para a concretização do projeto grupal, que implicava a transformação dos jovens participantes de uma ONG e o aprimoramento do papel profissional das sociopsicodramatistas, tanto na intervenção como na produção de conhecimentos (desempenho do papel de pesquisadoras).

Diante de tal construção, as pesquisadoras experimentaram algumas consequências de todo o empenho no projeto, isto é, surgiram novas possibilidades profissionais para o grupo, novas pesquisas, inclusive trazendo retorno financeiro pelas atividades desenvolvidas. Novamente o projeto grupal foi questionado. Os diferentes interesses, disponibilidades e objetivos entraram em choque e o grupo sentiu-se ameaçado diante do risco de perder seu foco, sua identidade, sua criatividade. A assimetria grupal determinada pelos papéis de professor e aluno adquiriu nesse momento uma dimensão diferente, surgiram questionamentos a respeito dos direitos e deveres, dos aspectos éticos envolvidos, enfim, questões de poder foram identificadas na dinâmica grupal. O caos marcado por competições, os riscos de rompimento *versus* os momentos de criação e satisfação caracterizavam uma relação grupal em que ora os aspectos individuais e grupais se conflitavam ora se integravam na intervenção social e na produção de conhecimento. Finalmente o grupo reconheceu sua produtividade, redefiniu sua sociometria, mas voltou sua atenção também para a ilusão que pode estar atrelada a ela, questionando o fato de o conhecimento se tornar um produto de consumo, reproduzindo um modelo social. Tanto a produção de conhecimento como o crescimento profissional das pesquisadoras poderiam não ser, por si sós, um bem, e mereceriam constante reflexão e crítica.

Esses aspectos brevemente caracterizados acima foram compreendidos à luz da teoria psicodramática e, posteriormente, enriquecidos com contribuições do pensamento de Foucault (1996), especialmente em torno do conceito de poder. Segundo o autor, cada relação social guarda em si uma possível relação de poder. O poder estende-se a todo corpo social e suas produções. Penso que essa concepção de poder está alinhada à psicodramática, que privilegia as relações, a intersecção entre o individual e o coletivo, seja na compreensão de um indivíduo, de um grupo, de uma instituição, e assim por diante[2].

Partindo do processamento da sessão de sociopsicodrama e em consonância com o pensamento foucaultiano, podemos dizer que todos os aspectos envolvidos no projeto dramático são "forças" em interação. Essas forças, às vezes antagônicas, outras vezes direcionadas para o mesmo alvo, levaram o grupo a várias criações conjuntas, a produ-

2. As principais pesquisas de Foucault foram realizadas em instituições como hospitais, asilos, prisões. Nos estudos sobre o poder, Foucault rompeu com as concepções tanto jurídicas (base da repressão, da lei) como marxistas (base da dominação, do monopólio econômico), localizando-o como poder disciplinar. O poder é disperso, está presente em toda parte e é proveniente de todos os lugares. Não se constitui num poder que pertence a alguém ou a uma entidade, mas caracteriza-se por ser eminentemente relacional, presente nas microestruturas.

ções. Foucault ressalta o aspecto produtivo do poder, e o que constatamos no grupo foi a confirmação dessa posição.

Foi necessário um tempo de convivência e experimentação, assim como uma confluência de fatores interdependentes, para que o projeto dramático fosse constituído. No momento em que o projeto dramático teve sua primeira definição, o grupo se consolidou, definiu uma identidade e constituiu-se como produtor de conhecimento; sendo assim, seus saberes foram confirmados, outorgando-lhe maior poder. Segundo Foucault, a verdade é considerada o produto de um jogo de forças, o resultado de um agenciamento complexo, singular, móvel, de poderes em luta. Portanto, a verdade não existe fora do poder, ela é produzida como efeito de poder.

O desenrolar das cenas da sessão sociopsicodramática revelou também que a produção de conhecimento gerou vários conflitos. O primeiro referia-se aos desdobramentos que o projeto dramático em ação acarretou, e não próprios do planejamento inicial. As possibilidades de outras pesquisas, trabalhos remunerados, confundiram a identidade grupal. A construção do conhecimento (saberes) trouxe para o grupo a manifestação de um poder de intervenção na realidade que não existia antes, com desdobramentos políticos e econômicos, inclusive com o estabelecimento de encontros mensais com outros profissionais, nos quais aspectos teóricos estudados pelas pesquisadoras, para fundamentação das pesquisas, eram apresentados e discutidos. Assim, constatamos nesse momento a questão dos saberes como elementos definidores de poderes.

Foucault (1999, p. 28) não analisa os saberes na direção das ideias, mas sim por meio dos comportamentos, das lutas, das decisões, das estratégias, dos conflitos. Busca na tática do discurso de uns com relação aos outros os caminhos para chegar à verdade. É a luta, o combate, o risco e o acaso que dão lugar ao conhecimento. As articulações entre poderes e saberes apontam para a compreensão de que "somos submetidos pelo poder à produção da verdade e só podemos exercer o poder mediante a produção da verdade".

O autor vincula sempre os poderes aos saberes. O tema da produção da verdade é uma constante em sua obra, havendo entre saberes e poderes uma perspectiva relacional indissociável. Para ele, o saber não é a ciência nem o conjunto de conhecimentos no sentido usual do termo, mas, sim, o agenciamento daquilo que uma época pode dizer (seus enunciados) e ver (suas evidências).

O segundo aspecto dos conflitos revelados na sessão refere-se à questão das regras da produção científica *versus* a criatividade. Ao mesmo tempo que as integrantes do grupo desejavam cumprir com os passos considerados necessários para seu reconhecimento como pesquisadoras, outra força, caracterizada como a dificuldade para cumprir as exigências, a insegurança por não dominar os procedimentos científicos e a preocupação com o bloqueio da criatividade grupal, concorria, trazendo angústia e tensão.

O grupo foi "negociando", encontrando saídas para continuar sua trajetória e lidar com os conflitos. Entretanto, rupturas no processo foram deflagradas na crise em que os rumos do grupo foram questionados. Sua fragmentação esteve por um fio, a ameaça de destruição foi evidente, o projeto dramático estava perdendo sua força. As competições, as manifestações individualistas sobrepujavam o projeto comum, o caos se manifestava.

O terceiro conflito, o mais significativo e que aglutinava os anteriores, expressava o confronto entre os ganhos individuais, entre os poderes constituídos nos sujeitos e a continuidade do projeto grupal. Em alguns momentos detectou-se a individualidade sendo ameaçada pelo poder grupal; em outros, o individualismo sobrepujando o projeto grupal.

Compreendo que o poder conquistado pelo grupo também alimentou os poderes individuais, alterando as relações entre seus integrantes. É possível detectar, neste momento, uma concepção teórica do psicodrama fundamental, ou seja, como o aspecto individual e o grupal são inseparáveis.

Como esclarece Foucault, as resistências são forças cujas manifestações denotam o próprio exercício de poder, expressando as possibilidades de transformações. A forma como o grupo reage a elas também é um indicador importante em seu processo. As manifestações de autoritarismo, as repressões, os isolamentos, as exclusões, os movimentos de destruição são possibilidades iminentes. O psicodrama tem uma proposta clara de intervenção, no sentido de revelar essas forças que estão em oposição, os conflitos, e de resgatar o potencial espontâneo criador do grupo. Ao iluminar as forças em oposição, possibilita aos indivíduos se reposicionar, fazer novas escolhas. Para Foucault, as problematizações são caminhos para a dinamização dos poderes, questionamentos das verdades, ferramentas para transformações.

Retomando a sessão de sociopsicodrama, nesse ponto a continuidade do grupo dependeria de uma reformulação do projeto grupal. Na visão de Foucault, uma redistribuição dos saberes e poderes nas relações seria inevitável; nas palavras de Moreno, uma reorganização sociométrica reconduziria o grupo em sua criatividade, no caminho da continuidade ou de sua destituição.

Na finalização do sociopsicodrama, o grupo questiona o significado de suas produções, a ilusão do conhecimento apenas como um bem, atenta para o risco da reprodução do modelo de consumo na sua construção, mas não abre mão da utopia, presente no projeto moreniano de transformação da sociedade. A ilusão é desejada; a consciência crítica, necessária. Nesse sentido, as descontinuidades e as rupturas são fundamentais nas pesquisas porque por meio delas é que as transformações podem acontecer. Para Foucault, onde há poder há também focos de resistência, sendo o contrário também identificável. As relações de poder e resistência são mútuas. Na perspectiva psicodramática, é por meio da ação do protagonista que o grupo se revela, se conhece e se instrumentaliza para as mudanças, questionando as verdades, recriando sua história, atualizando seus projetos. O indivíduo e o grupo transformam-se concomitantemente, atualizando ou recriando suas verdades. No grupo, os dramas sociais são reproduzidos, questionados e trabalhados por meio das dramatizações, num movimento contínuo e simultâneo de ação e reflexão.

Considerações finais

Partindo da análise de dados e sua discussão teórica, destaco abaixo os aspectos preponderantes da pesquisa sociopsicodramática, articulando-os ao final com o papel do professor de psicodrama.

1) A metodologia sociopsicodramática de pesquisa consiste em uma maneira de construção coletiva de conhecimento que estimula a criatividade dos pesquisadores, mais do que a inibe. Ela mantém o desejo de reflexão e de intervenção, sobredeterminando a eles uma articulação constante entre práxis e teoria. Os critérios estabelecidos como norteadores do processo investigativo podem ser vivenciados como margens, parâmetros para a construção, não como regras inquestionáveis e fixas que impedem a produção criativa do grupo.
2) A construção do conhecimento é viabilizada por essas indivisíveis articulações entre práxis e teoria, que o constituem como historicamente localizado e não totalizador, não o definindo como enunciado de uma verdade absoluta e universal.
3) O sociopsicodramatista, como pesquisador, não apenas escolhe o que pretende estudar, mas reconhece de onde parte para suas buscas, colocando-se como sujeito do processo e também se revelando por meio dele. O investigador posiciona-se num lugar de visibilidade e ação, e não de neutralidade e distanciamento da realidade na qual está inserto. Ele ocupa uma posição de fronteira, ora estando implicado no processo da construção coletiva do conhecimento, ora recuando para ter a perspectiva e crítica dele.
4) O sociopsicodramatista, além de participante ativo no grupo, exerce também a função de coordenador para a criação da narrativa. Desenvolve uma ação integradora na análise dos dados entre a participação reflexiva dos sujeitos pesquisados e a aglutinação de suas contribuições para a unificação em um corpo coerente de ideias, apresentando inclusive suas disparidades. Esse processo desenrola-se por meio de várias idas e vindas entre a grupalização dos saberes e a sua própria reorganização. É fundamental que todos os participantes tenham condições suficientes

para refletir tanto sobre o processo vivenciado como sobre a narrativa elaborada. Assim, o princípio da construção conjunta não se limita à participação na sessão, mas abrange todo o percurso reflexivo a respeito dela.

5) A produção conjunta de conhecimento por meio da metodologia sociopsicodramática implica constante renegociação das forças individuais, grupais e institucionais que estão ora em acordo ora em conflito. Ela ocorre sempre numa faixa intermediária entre o indivíduo, o grupo e as redes que os compõem, sendo caracterizada por relações de poder.
6) A produção de conhecimento não está desvinculada da realidade socioeconômica; ao contrário, ela produz e sofre, ao mesmo tempo, alterações, fazendo parte de um sistema dinâmico, situando o pesquisador numa rede de saberes e poderes, o que configura sua natureza também política.
7) A coprodução de conhecimento, ao envolver um grupo, como sujeito pesquisado e pesquisador, tende a reproduzir os dramas sociais dos quais os sujeitos fazem parte. A metodologia de pesquisa sociopsicodramática é uma possibilidade para a sua explicitação e conscientização.
8) A postura crítica como investigador, a abertura para os questionamentos e reformulações do projeto dramático, diante das rupturas e descontinuidades que acontecem, a disponibilidade para os enfrentamentos dos conflitos, enfim, as preocupações éticas com todo o processo, consistem nos principais aspectos a ser considerados no papel do pesquisador sociopsicodramatista.

Foram inúmeras as ressonâncias dessa vivência como pesquisadora na reconstrução do meu papel de professora. A meu ver, todas as competências para o desempenho dos papéis de professor e supervisor, definidas pelo corpo docente do IPPGC, foram amplamente exercitadas e desenvolvidas nas pesquisas realizadas. Alguns aspectos foram evidenciados, enriquecidos e ampliados, transformando minha compreensão a respeito do papel de psicodramatista didata e supervisora. Foram conhecimentos que adquiri tanto nas aulas do curso de especialização como na vivência na função de pesquisadora, investigando o processo de construção de conhecimentos. Entre eles, destaco:

1) A aprendizagem da localização dos conhecimentos em termos de epistemologia: saber como os conhecimentos são construídos, as implicações históricas, sociais, econômicas que os envolvem e as adequações deles para a compreensão dos fenômenos que pretendemos trabalhar e/ou estudar.
2) O estudo comparativo do psicodrama com outras abordagens filosóficas, teórico-técnicas e metodológicas, contribuindo tanto para sua reafirmação como saber,

para seu enriquecimento, como também para o desenvolvimento da crítica a seu respeito.

3) A ampliação do arsenal de recursos que podem ser associados às intervenções e investigações sociopsicodramáticas, ressaltando seus diferentes potenciais de acordo com o objetivo do estudo proposto – a importância do levantamento bibliográfico e as diversas maneiras de executá-lo, a riqueza dos recursos de filmagem e gravação dos procedimentos, a adequação dos questionários e entrevistas com suas especificidades para o tipo de dados de que o estudo necessita. Enfim, inúmeros recursos que não só tornam os estudos mais motivadores, por trazerem diferentes formas de envolvimento com os conhecimentos, mas, principalmente, possibilitam a aprendizagem das diferenças em suas utilizações, segundo a proposta de investigação definida.
4) O exercício da expressão escrita e verbal, promovendo um desenvolvimento nas próprias estruturas de pensamento lógico e, evidentemente, contribuindo para o desenvolvimento social.
5) O desenvolvimento das reflexões sobre as questões éticas com os sujeitos nas intervenções que geramos, com o objetivo de produção e divulgação de conhecimentos, com todas as especificidades que o tema inclui.
6) O desenvolvimento das reflexões sobre as questões éticas a respeito da postura do professor, que, por ser fonte de constante atualização de saberes, também tem seu âmbito de poderes exercido de forma contínua e dinâmica.

Para finalizar a questão do professor de psicodrama: se definirmos que ele é coconstrutor do conhecimento e não apenas um transmissor de verdades; se o posicionarmos como sujeito aberto para olhar para as rupturas, os questionamentos, as descontinuidades e não dono de uma verdade absoluta, totalizante; se o aceitarmos como um integrante do grupo que exerce poder e sofre resistências, então a metodologia de pesquisa torna-se uma ferramenta importante na construção de seu papel, por oferecer margens que norteiam seu percurso. Mas não nos iludamos; como o grupo sabiamente expressou na vivência sociopsicodramática, a produção de conhecimentos não é por si só um bem, e o aspecto ético na construção grupal ainda continua sendo a mais importante referência no percurso dos saberes e poderes. Penso que a consciência da responsabilidade social do cientista, no sentido de que os conhecimentos não são de seu domínio, mas pertencem à sociedade e estão continuamente sendo por ela transformados, não pode, em hipótese alguma, estar desvinculada da formação do professor de psicodrama.

Referências bibliográficas

FOUCAULT, Michel. *Microfísica do poder*. Rio de Janeiro: Graal, 1996.

______. *Em defesa da sociedade*. São Paulo: Martins Fontes, 1999.

MORENO, J. L. *Fundamentos de la sociometria*. Buenos Aires: Paidós, 1972.

NAFFAH NETO, A. *Psicodrama: descolonizando o imaginário*. São Paulo: Brasiliense. 1979.

3 O PSICODRAMA EM SALA DE AULA: UMA COMPREENSÃO FENOMENOLÓGICA SOBRE A VIVÊNCIA DO ALUNO DE PSICOLOGIA

Liliana Lima

Há vinte anos sou professora do curso de psicologia de uma universidade privada no interior do estado de São Paulo; o curso já passou por reformulações ao longo desses anos e esta pesquisa acontece em 2008, exatamente durante a transição entre um currículo e outro do curso, momento em que a disciplina prática denominada Teorias Humanistas II esteve destinada aos segundos e terceiros anos de psicologia. A partir de 2009, somente os segundos anos do curso passam a ter essa disciplina.

No primeiro semestre há a disciplina Teorias Humanistas I (essencialmente teórica) e Teorias Humanistas II (um laboratório de aulas práticas). A proposta é proporcionar aos alunos vivenciar as teorias aprendidas no semestre anterior, que são: fenomenologia, existencialismo, abordagem centrada na pessoa, abordagem gestáltica e abordagem psicodramática.

Nesse sentido, diversas são as atividades práticas de experienciação desenvolvidas com o grupo: vivências com música, sensibilização, introspecção, viagem da fantasia, desfile de personagens, identificação com a roseira, leituras dramatizadas de sessões transcritas, *role-playing* de entrevistas para diferenciar perguntas abertas de perguntas fechadas, entrevistas com psicólogos de orientação humanista, análise dos depoimentos gerados pelas entrevistas aplicando-se o método fenomenológico de compreensão desses depoimentos, entre outras. Além disso, há um momento destinado à presença de profissionais convidados pertencentes às três abordagens estudadas para realizarem uma vivência com os alunos em sala de aula.

A partir dessas atividades práticas em sala de aula, meu interesse de estudo se expressa na seguinte pergunta: "Qual o significado para os alunos das vivências de psicodrama por eles experienciadas em sala de aula?" A pesquisa, ora apresentada de forma parcial (não estão incluídos os depoimentos dos alunos na íntegra), não tem por objetivo analisar psicodramaticamente a vivência realizada em cada grupo de mais ou menos vinte alunos, mas sim compreender o significado dessas vivências para cada um deles. Os cinco grupos que estiveram sob minha responsabilidade em 2008 (noventa alunos) contaram com a presença de um profissional da abordagem centrada na pessoa (ACP), um de Gestalt e outro de psicodrama.

A trajetória metodológica

Esta pesquisa trabalha com a concepção do método fenomenológico de Amedeo Giorgi (1985), que possui basicamente quatro passos para sua execução, muito bem descritos por Moreira (2002, p. 123-4) como segue:

> Partindo das descrições por escrito, adotam-se quatro passos:
>
> 1. Leitura geral da descrição.
> 2. Tendo o sentido do todo, lê-se novamente e busca-se discriminar as "unidades de sentido", dentro da perspectiva que lhe interessa (social, psicológica), sempre com o foco no fenômeno estudado.
> 3. Uma vez formuladas, o pesquisador procura expressar o que elas (as unidades de sentido) contêm, de uma forma mais direta, em especial as unidades de sentido mais reveladoras do fenômeno em estudo.
> 4. Sintetizar todas as unidades de sentido transformando em uma declaração consistente com relação à experiência do sujeito – (estrutura de experiência).

Os depoimentos obtidos passaram pelos passos acima descritos, uma vez que li diversas vezes o material coletado permitindo-me ser impregnada pelos relatos dos alunos.

Em seguida, e com base no sentido do todo, as unidades de sentido foram selecionadas de acordo com a perspectiva de interesse do estudo em questão. Essas unidades de sentido foram agrupadas em função de suas proximidades temáticas e foi realizada uma compreensão fenomenológica desse agrupamento – por nós denominado categoria.

Por fim, foi feita uma síntese geral das compreensões fenomenológicas de cada categoria, que se expressa no que chamamos de compreensão fenomenológica global.

Participantes e coleta dos dados

Assim que decidi por esse tema de investigação, fiz, em classe, um convite verbal a todos os alunos, comunicando que realizaria uma pesquisa para o convênio entre o

Instituto de Psicodrama e Psicoterapia de Grupo de Campinas e a Universidade Católica de Goiás, com a participação deles por meio de depoimentos por escrito relativos ao psicodrama que seria vivido em sala de aula.

Mediante a assinatura do termo de consentimento livre e esclarecido pelos interessados em participar da pesquisa, a pergunta disparadora – *Qual(is) o(s) significado(s) das vivências de psicodrama realizadas em sala de aula para você?* – foi enviada por e-mail após a visita da psicodramatista a todos os cinco grupos. Entre a realização das vivências e o envio da pergunta, portanto, decorreu certo tempo, pois em uma semana foram trabalhados três grupos e na semana seguinte mais dois grupos.

Indagada por ocasião da qualificação deste estudo sobre a opção de não obter os depoimentos dos alunos imediatamente após a realização da vivência em psicodrama, esclareço algumas condições de trabalho às quais estávamos expostos.

A opção por não obter os depoimentos logo após a vivência, aproveitando os impactos mais imediatos do trabalho, se deve ao fato de algumas aulas serem sequenciais e sem intervalos, o que poderia ocasionar atrasos ao próximo professor da turma. Outro fator diz respeito às aulas dos grupos de último horário, que terminam às 22h35 no período noturno, quando então os alunos saem rapidamente, em especial os que necessitam do transporte coletivo; além disso, havia o cansaço da convidada e uma jornada de trabalho intensa da professora da disciplina ao longo do dia.

É inegável que um depoimento no calor da vivência poderia gerar significados diferentes dos que foram obtidos ao se tomar certa distância do vivido; porém, as justificativas acima conduziram-me a trilhar o caminho possível para todos os envolvidos.

Sendo assim, para adotar uma conduta única com todos os grupos investigados (alguns grupos pertenciam ao período matutino), a pergunta disparadora foi enviada pela internet a todos, com um prazo de entrega de dez dias para que respondessem também por e-mail.

Sabe-se que uma resposta por e-mail identifica o participante da pesquisa; aos que não desejaram ser identificados, mas se interessaram em contribuir com a pesquisa, havia a opção de arranjarem uma maneira de o depoimento chegar ao meu conhecimento – fato que não ocorreu com nenhuma das respostas, pois foram enviadas muitas vezes com saudações a mim e com votos de êxito na pesquisa.

Dos 90 alunos aos quais a pergunta foi enviada, 14 depoimentos foram devolvidos; o depoimento de número 14 veio de uma aluna que ficou para fora da sala de aula porque chegou atrasada e a porta estava fechada, e manifestou publicamente querer muito escrever seu depoimento e entregá-lo – pedido que aceitei, embora tenha esclarecido que teria de discutir com minha orientadora que tratamento dar a esse depoimento.

Compreensão fenomenológica global

Com base na sistematização de todas as compreensões fenomenológicas, pode-se apontar que as experiências práticas de psicodrama vividas em sala de aula revelam ter sido positivas, proveitosas e prazerosas.

Articular teoria e prática é um dos objetivos primordiais dessa disciplina, e as aulas vivenciais contribuem para que os alunos discriminem as diferentes abordagens humanistas que estudam em um mesmo semestre – abordagem centrada na pessoa, Gestalt e psicodrama.

Há o reconhecimento de que esse momento vivido em sala de aula foi terapêutico e que trouxe riqueza e bem-estar, embora contradições tenham sido experimentadas nos psicodramas realizados.

Ansiedade, apreensão, vergonha, curiosidade, expectativas quanto ao que seria vivido em grupo, timidez, desejo de não ser escolhido para atuar, ficar na plateia para observar a produção do grupo são alguns registros significativos nos depoimentos.

No entanto, ao mesmo tempo que as manifestações acima citadas foram vividas, também houve um movimento de querer entrar no palco psicodramático e fazer diferente, ou seja, participar do contexto dramático caso outra oportunidade surgisse, uma vez que entrar em cena proporcionaria o espaço necessário para expressar as próprias opiniões.

Foram experimentadas sensações de prazer, diversão, liberdade, paz e leveza. O livre fluir da mente favoreceu a espontaneidade, a criatividade e a vivência de uma realidade imaginada; as partilhas pessoais abriram campo para uma intimidade cada vez mais profunda entre os participantes do grupo, podendo cada um dos alunos oferecer ao outro aquilo que para ele representou o momento vivido.

A condução grupal sob responsabilidade da psicodramatista provocou a construção coletiva, pilar indispensável sobre o qual a teoria e a prática psicodramáticas se edificam.

Os aquecimentos inespecífico e específico, ancorados no papel de alunos, proporcionaram interação e integração grupais; liberdade para participar, reunir-se em pequenos subgrupos para desenvolver a proposta e escolher as personagens requeridas pela cena.

As dramatizações revelaram temas intrínsecos e extrínsecos aos grupos, ou seja: dificuldades vividas em sala de aula entre os alunos e o professor de psicanálise (tema pertencente a eles) e conflitos entre uma professora e alunos que chegam a ponto de virar caso de polícia (notícia dramatizada disparada pelo Jornal *Vivo*).

O psicodrama proporcionou aos alunos explorar as cenas desses conflitos, incluindo ações, pensamentos, argumentos e sensações mobilizadas pelas cenas.

A oportunidade de experimentar mudanças no enredo a qualquer momento foi muito rica e trouxe a força de poder alterar o destino das pessoas e construir juntos uma nova história que fosse atual para esses alunos, estimulando o processo de autoconhecimento, coesão grupal e conhecimento mútuo.

Partindo-se do ponto de vista do manejo técnico, os alunos conheceram uma atuação em unidade funcional e compreenderam os diferentes papéis e funções do diretor e do ego-auxiliar. Quanto aos sentimentos vividos pelos alunos, houve algumas identificações com os atores em cena e também com os sentimentos despertados pela ação dramática.

Mesmo no papel de plateia, foi possível perceber a força do envolvimento com as cenas vividas no palco, identificações estas que trouxeram reflexões pessoais que proporcionaram o colocar-se no lugar do outro e deixar repercutir em si o que cada um poderia desenvolver daquele conflito dramatizado e como.

As vivências proporcionaram o campo relaxado necessário para o experienciar de diversas personagens, papéis, a livre expressão de sentimentos e pensamentos.

Como um novo modelo de trabalho grupal, o psicodrama aponta para as diversas estratégias que são utilizadas para que se ultrapasse um modelo convencional de trabalho.

Os recursos de aquecimento grupal utilizados pela psicodramatista – que incluíram andar livremente pela sala, cumprimentar de um jeito diferente seu colega de grupo, utilizar o corpo, emitir sons diferentes, prestar atenção em algum detalhe no ambiente físico, contar histórias significativas vividas pelo grupo, trabalhar em unidade funcional, dramatizar e compartilhar, dentre outros – demonstram que o psicodrama acumula uma gama de possibilidades criativas para o exercício do trabalho grupal, até então desconhecidas pelos alunos que estão iniciando seus conhecimentos nas abordagens que trabalham com pequenos e grandes grupos.

Finalmente, os trabalhos realizados geram algum nível de impacto nas pessoas, e quanto a isso não podemos saber, exceto se somos brindados com os depoimentos desses impactos e repercussões pessoais.

Nesse sentido, há depoimentos que ilustram os impactos vividos por um(a) aluno(a) em relação ao professor de psicanálise (alvo de dramatizações em dois grupos), aos membros do grupo e a si próprio, quando se torna possível descobrir que, ao atuar determinada personagem, características pessoais são reveladas e muitas vezes pedem transformações nos vínculos que se estabelecem pela vida afora.

O que acontece no contexto social ganha força no contexto grupal, é viabilizado e pede as transformações necessárias no contexto dramático, para depois se recolocar no contexto social de forma diferente, inovadora e sem conservas.

Essa é a complexa e ao mesmo tempo singela promessa do psicodrama, ou seja, transformar as relações interpessoais e acreditar nas transformações sociais que delas decorrem.

Considerações finais

O lugar do psicodrama na estrutura curricular do curso de psicologia é numa série inicial de formação e não em séries finais; o psicodrama está mais para dentro do curso do que para o momento em que os alunos estão caminhando para fora, realizando seus estágios na comunidade e prestes a se formar.

Mas não foi sempre assim. O psicodrama já esteve nos quintos anos do curso de psicologia por bons anos; não como uma disciplina curricular obrigatória, mas optativa. Ou seja, caso houvesse um número mínimo de alunos inscritos, a disciplina ocorreria; caso contrário, seria oferecida apenas no próximo ano. Atualmente não existem mais disciplinas optativas para o último ano do curso.

Ao retomar os objetivos desta pesquisa, identifico que ela cumpre o que se propôs para o momento, isto é, em relação ao primeiro objetivo geral, foi possível compreender fenomenologicamente os significados atribuídos pelos alunos à vivência de psicodrama experienciada em sala de aula.

As categorias que emergiram da síntese das unidades de sentido e suas respectivas compreensões fenomenológicas apontam para temáticas de extrema importância, ou seja, os significados individuais, grupais e, sobretudo, os significados para o contexto social que um trabalho como este propicia.

Quanto ao objetivo específico de aprimorar a disciplina Teorias Humanistas II, acredito que este estudo poderá contribuir ao ser compartilhado com os professores que compõem a equipe responsável por ela e confirmar a proposta do psicodrama como um trabalho grupal rico em articulações teórico-práticas para o futuro exercício profissional.

Em relação ao objetivo de socializar este trabalho com mais colegas que sei que valorizam o psicodrama, bem, este momento é estratégico, uma vez que poderá lançar luz sobre futuros desafios teóricos para o curso de psicologia nesta universidade.

Referências bibliográficas

GIORGI, Amedeo. *A sketch of psychological phenomenological method – phenomenology and psychological research*. Pittsburgh: Duquesne University Press, 1985.

MOREIRA, D. A. *O método fenomenológico na pesquisa*. São Paulo: Pioneira Thomson, 2002.

4 ADOLESCENTES EM CONFLITO COM A LEI, SUPOSTAMENTE AUTORES DE OFENSAS SEXUAIS

FERNANDO CORDOVIO

Introdução

O presente artigo é parte dos resultados de uma pesquisa realizada por mim (Cordovio, 2009) ao investigar a experiência do adolescente em conflito com a lei[1] cujo ato infracional está vinculado às ofensas sexuais.

Tal empreitada inicia-se em agosto de 2007, no momento em que participo de um grupo de estudos[2] sobre violência e imaginário na Universidade Estadual de Campinas (Unicamp). Na ocasião, o grupo recebeu a visita da representante de uma Organização Não Governamental (ONG)[3] – situada no município de Campinas (SP), tendo como intuito formalizar uma parceria com propósitos de pesquisa.

A ONG atende adolescentes e foca nas áreas de educação e trabalho; seu público-alvo é a população de 12 a 24 anos de idade e seus familiares, considerados com baixo reconhecimento social. Encontram-se aí os adolescentes em conflito com a lei cujo ato infracional vincula-se às ofensas sexuais, que frequentam essa instituição em função de medida socioeducativa aplicada por um juiz de direito.

Foram expostas algumas possibilidades de intervenção e pesquisa naquele âmbito com essa população, dentre as quais a realizada por mim. Para tanto, utilizei a socionomia como metodologia de pesquisa.

---

1. Os termos de consentimento para a realização da pesquisa se encontram em posse do pesquisador.
2. Trata-se do Violar: Laboratório de Estudos sobre Violência, Imaginário e Juventude da Faculdade de Educação daquela universidade.
3. A ONG em questão será citada simplesmente por esta sigla com o intuito de preservar seu anonimato.

Aqui apresento um recorte da pesquisa. Remeto-me a um dos encontros bipessoais[4] com um dos adolescentes em conflito com a lei. Teço uma possibilidade de compreensão do fenômeno da experiência desses jovens enfocando alguns dos atravessamentos entre os três contextos conhecidos da metodologia sociopsicodramática: o social, o grupal e o dramático.

Nascido em maio de 1994, Silvio é acolhido na ONG em janeiro de 2008. No momento da realização deste estudo ele tem, portanto, 14 anos de idade. Cursa a oitava série, atual nono ano do Ensino Fundamental de uma escola pública do município de Campinas.

Na sessão inicial, momento em que são colhidos tais dados, comparecem Silvio e sua mãe. Eles descrevem os fatos, mostrando discursos bastante sintonizados. Relatam que Cristina, sobrinha de Silvio com 4 anos de idade, contou à sua avó que estava *"fazendo coisas sexuais"* (sic). A avó quis saber com quem, e Cristina disse que era com um de seus irmãos. Investigando, a avó foi à Delegacia de Polícia com o pai da criança, seu genro, e lá a polícia quis saber com quem Cristina fazia tais coisas. O pai da menina então acusou seu cunhado, o jovem Silvio.

Silvio e sua mãe foram à Cidade Judiciária do Município de Campinas, e ele foi encaminhado ao Conselho Tutelar que, por sua vez, orientou-o a comparecer à ONG aqui já mencionada, apesar de o adolescente se declarar inocente.

Relataram que a garota Cristina masturba-se no sofá e é uma *"menina-mulher"*, muito desenvolvida e que fala muito de sexo. O pai é descrito por eles como *"um homem estranho e afeminado"*. Além de Cristina, ele é pai de mais dois meninos. Contam que ele sempre deu banho nos filhos e já foi flagrado *"com a boca no pênis do próprio filho"* quando este tinha apenas 2 anos de idade. Segundo Silvio e sua mãe, a avó flagrou os netos *"um tentando colocar no outro"* e o outro neto dizia: *"Devagar que tá doendo"*.

Silvio e a mãe dizem que o pai das crianças ofereceu *"coisas"* aos filhos para eles confirmarem à Justiça a acusação sobre Silvio, tais como bicicleta, *video game* e boneca. Afirmam que dessa forma o pai ganharia a guarda das crianças, já que Silvio seria uma ameaça a eles, pois vive no mesmo terreno que sua irmã Alice, mãe das crianças. O desejo do pai em ter a guarda seria anterior à acusação.

Silvio disse que ficou constrangido e assustado, mas não sentir raiva do ex-cunhado. Sua mãe acredita nele, pois ele *"é um bom filho, vai bem na escola e é presidente do Grêmio Estudantil"* (sic).

---

4. Sessão bipessoal é aquela em que há o terapeuta e o cliente individual.

A sessão bipessoal[5]

Para esse encontro, levo tiras de papel e caneta hidrocor. Solicito a Silvio que entre em contato com seus sentimentos naquele momento e tome nota deles nas tiras de papel. Assim, ele escreve: *harmonia, surpresa* e *tranquilidade*.

Peço que ele crie um personagem qualquer a partir de cada sentimento e escreva o nome de cada um deles na respectiva tira do sentimento que o originou. As tiras são compostas da seguinte forma: sentimento harmonia – personagem *Caderno*, sentimento surpresa – personagem *Relógio*, e sentimento tranquilidade – personagem *Homer* (Simpson).

Espalho as tiras pelo chão e peço a Silvio que tome cada personagem, uma por vez, e, assim, entrevisto-os. Pergunto quem são e para que existem. O *Relógio* diz existir para ajudar as pessoas, marcando as horas; *Homer* relata que está tranquilo e não vai fazer nada; o *Caderno* diz que serve para escrever coisas, mas estar em harmonia.

Solicito a Silvio que escolha o personagem que tem mais impacto emocional sobre ele naquele momento. Assim ele o faz, escolhendo o *Caderno*. Aqueço a personagem escolhida e damos início à dramatização.

O *Caderno* está em uma biblioteca da escola, sozinho. Solicito um solilóquio e ele diz: *"Estou bem, tranquilo aqui no armário da biblioteca. Estou aguardando que alguém me use"*.

Intervenho dizendo que está chegando alguém na biblioteca e pergunto quem é. O *Caderno* diz que é um aluno que está precisando de um caderno. Questiono qual o nome do aluno e o *Caderno* responde: *"É uma aluna, Lisa Simpson"*.

Delimito a posição do *Caderno* com uma almofada e peço a Silvio que tome a personagem *Lisa Simpson*. Solicito novo solilóquio e *Lisa* diz: *"Preciso de um caderno"*.

Tomo o personagem *Caderno,* que diz: *"Estou aqui. Pode me usar"*.

> *Lisa Simpson* (S.) – *Preciso de você.*
> *O Caderno* (eu) – *Pode me usar. Estou aqui para isso.*
> *Lisa Simpson* (S.) – *Então tá. Preciso de uma folha sua. Vou arrancar.*

Inverto os papéis e Silvio agora é o *Caderno*. Tomo a personagem *Lisa Simpson*:

> *Lisa Simpson* (eu) – *Então tá. Preciso de uma folha sua. Vou arrancar.*
> *O Caderno* (S.) – *Não, não arranque, não.*
> *Lisa Simpson* (eu) – *Mas por quê? Estou precisando.*

---

5. Foram realizadas cinco sessões com Silvio, sendo esta a quarta delas.

O Caderno (S.) – *Sou um caderno novinho. Você acabou de me pegar do armário.*

Lisa Simpson (eu) – *Tudo bem, só preciso de uma folha sua. Depois posso devolver você no armário.*

O Caderno (S.) – *Se você fizer isso, vai me machucar.*

Lisa Simpson (eu) – *Não vou, não. É só uma folhinha... não machuca e depois eu vou embora.*

O *Caderno* não quer ceder uma folha e *Lisa Simpson* não abre mão dela. Inverto mais uma vez os papéis:

Lisa Simpson (S.) – *Vou arrancar só uma folha sua e pronto!*

O *Caderno* (eu) – *Não... Assim você tira um pedaço de mim. Não faça isso.*

Lisa Simpson (S.) – *Sinto muito. Você serve pra isso.*

O Caderno (eu) – *Não sirvo. Sirvo pra você escrever em mim, não para tirar folhas.*

Lisa Simpson (S.) – *Um pedaço seu não vai fazer falta. É só uma folha mesmo.*

O impasse permanece. Inverto novamente os papéis:

Lisa Simpson (eu) – *Olha, não vou ficar aqui o dia todo. Me dá uma folha sua e pronto!*

O Caderno (S.) – *Não vou deixar você fazer isso. Se quiser, faça isso com outro caderno, não comigo*!

Lisa Simpson (eu) – *Como assim? Vou fazer com você e boa! Não estou nem aí se isso vai machucá-lo! Só quero... a minha folha!*

O *Caderno* (S.) – *Não vou deixar! Pode procurar outro caderno pra você fazer isso.*

Lisa Simpson (eu) – *Tá bom. Vou deixar você sozinho e procurar outro caderno... você não serve mesmo.*

O Caderno (S.) – *Então vai.*

Lisa Simpson (eu) – *E você volta pro armário. Duvido que você vai sair daí, que alguém vai te querer.*

O *Caderno* (S.) – *Não tem problema. Pelo menos ninguém vai tirar pedaço de mim.*

Lisa e o *Caderno* se despedem. Questiono se a cena continuaria, mas Silvio diz que pode terminar assim.

Peço que expresse os sentimentos despertados pela atividade e ele relata que gostou bastante dela. Demonstra entusiasmo ao falar e também sorri. Comenta que estava difícil chegar a um acordo e que isso o provocou. Questiono o que provocou, mas ele não sabe dizer. Pensa um pouco e diz que era difícil ser o *Caderno* e ficar sem um pedaço seu.

Digo que também gostei muito da cena. Afirmo que como *Lisa Simpson* era fácil ser "durona", mas como *Caderno* senti-me ameaçada.

Investigo se Silvio relaciona a cena com o que viveu até chegar à ONG e ele diz que se sente como se alguém tivesse tentado tirar um pedaço dele[6].

Digo que compreendo e que era como se alguém pudesse usá-lo do jeito que bem quisesse. Silvio concorda e diz que "*seria melhor sair de perto mesmo, pois alguém ficar usando o outro não seria legal*" (sic). Afirmo que sim, principalmente se esse outro fosse eu. Encerro a sessão.

Articulações possíveis entre os contextos social, grupal e dramático

A escolha por esse tipo de processamento, articulando os contextos, baseia-se na ideia de que investigar, oferecer margem para a manifestação do conteúdo do imaginário e compreendê-lo são alguns de meus objetivos, pois entendo que por intermédio do imaginário é possível coconstruir alternativas para os conflitos emergentes. De acordo com essa perspectiva, o contexto dramático oferece a possibilidade de servir como campo relaxado, por meio do qual manifestações do imaginário e da fantasia podem ser expressas com ampla liberdade.

Naffah Neto (1997, p. 193-4) facilita a compreensão de tal proposta ao afirmar que:

> o drama surge no contexto social, por meio da palavra e da atitude dos membros do grupo [...] emerge através do drama vivido no interior do grupo [...] a situação vivida repete [...] O contexto dramático surge como a possibilidade de retomar e unificar os dois contextos numa só dimensão: no palco se vai da situação vivida no grupo à situação vivida [...] os elos se restabelecem, real e o imaginário evidenciam suas raízes comuns [...].

Saliento que o contexto social tem a abrangência delineada pelos papéis que são jogados nele, ou seja, os papéis sociais. No contexto grupal, alinham-se os propósitos relativos ao grupo formado por mim e pelo adolescente Silvio; juntos, determinamos o projeto dramático desse grupo naquele preciso momento, ou seja, o "para que" estamos juntos. Já o contexto dramático, no qual são jogados os papéis psicodramáticos, oferece

6. Ele se refere à história relatada na sessão inicial junto com sua mãe, como se seu cunhado tivesse tirado um pedaço seu.

a possibilidade de vermos sobrepostas a realidade e a fantasia, o que comumente é denominado no sociopsicodrama de *"como se"* (como se fosse...).

Assim, na presente investigação, os eventos relatados têm sua origem no contexto social: os agentes da ONG localizam o grupo de estudos do qual participo e propõem a parceria já mencionada. Do lado do adolescente e sua família, observa-se que as queixas provêm de uma denúncia também oriunda daquele mesmo contexto, a qual abala ambos. Nesse caso, é o próprio cunhado de Silvio que o acusa de ter praticado atos de natureza sexual com os sobrinhos. Dessa forma, ele passa ao plano de suspeito e é denunciado, sendo levado aos mantenedores da ordem social, a Polícia, a Justiça e, na sequência, o Conselho Tutelar que, por fim, encaminha-o à ONG para ser atendido.

Quando no contexto grupal, Silvio parece mostrar um misto de tranquilidade e inconformismo em relação ao ex-cunhado, mas sem jamais assumir a culpa pelos fatos. Na verdade, ele posiciona-se como inocente o tempo todo. Silvio evidencia, ainda, a possibilidade de ser ouvido e acolhido, valorizando a oportunidade de trocar suas experiências com um profissional. Revela-se, assim, um ambiente relativamente acolhedor que prescindia de julgamentos *a priori*, no qual ele demonstra sentir-se à vontade comigo.

Já no contexto dramático, a personagem emergente *Caderno* é anunciada como porta-voz do sentimento *harmonia* que, em breve, dará lugar a uma tensão imprevisível.

Assim, as personagens *Lisa Simpson* e *Caderno* revelam um impasse, que compõe a tônica do conflito e da contradição: o *Caderno* que pretende e propõe-se ser útil, mas não pode ceder um pedaço seu. Nas palavras da personagem protagônica: *"Estou aqui. Pode me usar"*..., mas: *"Se você fizer isso, vai me machucar"*.

A partir desse primeiro enveredamento pelo contexto dramático, já é plausível dar início aos possíveis atravessamentos entre os contextos social, grupal e dramático. Nesse sentido, apoio-me na afirmação de Contro (2008, p. 46), segundo a qual a correlação entre os três contextos é inevitável. Nas palavras desse autor, a "interdependência, confluência e trânsito entre os contextos social, grupal e dramático é inexorável. Ao coexistir a confluência, os elementos de um contexto se deslocam para o outro e vice-versa".

Dessa forma, a analogia e o trânsito entre os contextos social e dramático parecem evidenciar-se: não seria o próprio cunhado aquele que tiraria, ou ao menos tentaria tirar, um "pedaço" de Silvio? E de qual pedaço simbólico a cena estaria falando? Na sequência, a pista é de um uso, uma utilidade do *Caderno* para *Lisa Simpson*, tal qual a serventia que teria Silvio para o próprio cunhado: Silvio localizado como bode expiatório, autor das ditas ofensas, e o cunhado supostamente ganhando a guarda de seus filhos ao mesmo tempo que se safaria de uma possível acusação de pedofilia.

O embate continua. Nas palavras de *Lisa*: *"Preciso de uma folha sua. Isso não machuca e depois eu vou embora"*. Enquanto isso, o *Caderno* se defende dessa premissa: *"Assim você tira um pedaço de mim"*.

Todavia, a função observada ou mesmo desejada por *Lisa* escancara-se: *"Você serve pra isso"*, ou ainda: *"Um pedaço seu não vai fazer falta"*.

E o combatente *Caderno* reluta: *"Não vou deixar você fazer isso"*. Nesse sentido, continuando a analogia entre os contextos, Silvio luta com todas as forças para não perder seu "pedaço", para não se deixar usar. No contexto social, entretanto, ele já é tido como adolescente em conflito com a lei, restando-lhe o apoio de sua mãe e, quiçá, o acolhimento da ONG.

Mais um sentido evidencia-se na cena quando *Lisa* insinua o abandono: *"Vou deixar você sozinho"*. Ora, mas não é assim que Silvio se sente em função dos desdobramentos que a própria história anuncia? Por outro lado, pode-se aludir à solidão e ao isolamento para que assim ninguém tire um "pedaço" seu.

A ameaça do antagonista continua no contexto dramático e toma vultos maiores: *"E você volta pro armário. Duvido que você vai sair daí, que alguém vai te querer"*. É como se Silvio tivesse uma única função: a do uso. Caso ele "saia do armário", não haverá outras funções sociais para ele, ou outras escolhas em sua direção. Ceder a folha à *Lisa* e, consequentemente, submeter-se ao uso é como se fosse sua única opção.

Retornando ao contexto grupal, já no compartilhar, Silvio consegue relacionar as tramas dos contextos social e dramático sem, contudo, externalizar outras elaborações senão a de que *"ser usado"* não é o desejável para si. Apenas quando proponho a ele relacionar a cena a como chegou à ONG é que ele menciona sentir como se alguém tivesse tirado um pedaço seu, em alusão ao cunhado que o acusara de abusar sexualmente de seus filhos.

Dessa forma, o sentido que mais se evidencia e atravessa os contextos é o do *uso* e a função de ser *expiado*. A luta travada indica um não querer de Silvio, assim como do *Caderno*, ocupar essa posição sem, contudo, haver demonstração de grandes recursos para isso.

O grande ego-auxiliar de Silvio, no contexto social, é sua mãe, apesar de ele, em outro momento da pesquisa, apontar para outros integrantes da ONG; no contexto grupal, sou eu, como pesquisador e psicólogo, e, em cena, no contexto dramático, não conseguimos elaborar uma ajuda satisfatória para a criação de uma alternativa mais producente.

Além dos sentidos já expostos, ao longo da pesquisa com os demais sujeitos emergiram outros que merecem ser apontados aqui.

Outros sentidos

Considero como tema protagônico da sessão processada o *"uso"*, apresentado na trama na qual a personagem *Caderno* se contrapõe à *Lisa Simpson*. Sentidos como esse, além do isolamento e da solidão também anunciados pelo jovem Silvio, pronunciam-se por meio dos outros adolescentes pesquisados[7].

Evidencia-se, ainda, que a experiência do adolescente em conflito com a lei é vivida com sofrimento, angústia, dúvidas e ambivalências.

Nos outros casos pesquisados, também são nítidos o sentido de uso e a função de bode expiatório nos grupos dos quais faziam parte os adolescentes acusados de ofensas sexuais. Durante as sessões emergiram sentidos múltiplos, tais como vergonha, desejo, coerção, violência, verdade, mentira, suspeita e dúvida.

Observo que os sentidos de *dúvida* e *suspeita* acompanharam-me desde o início da pesquisa, já que a representante da ONG utilizou o termo "suposto autor" para designar a condição de pelo menos um dos jovens. Isso ocorreu, portanto, no contexto social. Dessa forma, assumo que fiquei igualmente impregnado por esse olhar, ou seja, o da suspeita, o que também atravessou os contextos grupal e dramático e contribuiu coconsciente e coinconscientemente para esse sentido emergir.

O caso de Silvio é justamente aquele referido pela representante da ONG, o mesmo que me remete a utilizar o termo "supostamente" autor de ofensas sexuais, tamanha a força com que ele mesmo, Silvio, apresenta sua inocência durante o processo dessa pesquisa. Nesse sentido, o contexto grupal impregna-se da dúvida em relação ao que "de fato" ocorreu, não podendo eu, como pesquisador, eximir-me de identificar esse sentido em mim mesmo, durante as sessões com ele.

É relevante ainda apontar que a sessão escolhida desloca-se consideravelmente da temática sexual propriamente dita, dado o sentido já analisado acima e indicado pelo adolescente durante a construção daquele encontro. Os múltiplos sentidos aqui expostos não perdem em intensidade para aquele, sendo também de fundamental importância na compreensão da experiência desses jovens. Todavia, eles não são aqui objeto de aprofundamento, mas têm o objetivo de evidenciar a amplitude do vivido. Para o leitor interessado nos dados completos da investigação, procurar por Cordovio (2009).

Além dos sentidos apresentados, faz-se necessária uma articulação dessa experiência por meio de outros recortes, tais como a origem social desses jovens. O prenúncio é de que os sentidos de uso, de exclusão e acusação social estão em consonância com a

---

7. A pesquisa contou com três adolescentes no total, apesar de haver seis protocolos de adolescentes em conflito com a lei na ONG.

ideologia dominante na realidade brasileira. Então, para prosseguir com tal argumentação, questiono: quem são esses adolescentes?

Principio a resposta destacando alguns dados concretos: são garotos moradores da periferia do município de Campinas, alunos do oitavo ano do Ensino Fundamental. Têm em média 13 anos de idade no momento em que ocorre o "suposto" ato infracional.

No decorrer dos encontros, percebe-se que eles têm gostos e preferências típicos da contemporaneidade, como desejos por roupas, mídias e tecnologias, artefatos como bonés e outros. Praticam esportes em suas comunidades e estão insertos em atividades diversas, inclusive de cunho político, como o grêmio estudantil. Aparentam simplicidade e humildade, tanto nas posturas e gestos quanto nas expressões e palavras.

É relevante aqui apontar a dificuldade apresentada por eles no que diz respeito à investigação de seu imaginário, quando lhes foram solicitadas relações um pouco mais abstratas. Penso que esse dado possa estar vinculado às carências educacionais e escolares.

Suas histórias são construídas nos bairros onde moram, ou moraram, também na periferia daquela cidade. Compõem a população economicamente carente do município.

Traçada sua origem social, proponho agora algumas articulações possíveis a partir dessa constatação e das funções sociais depositadas sobre esses adolescentes e sua sexualidade.

Sobre acusação, poder, ideologia e sexualidade

O Estatuto da Criança e do Adolescente (ECA), como referência básica de proteção integral à criança e ao adolescente na legislação brasileira, em seus arts. 3º e 4º (Brasil, 2000, p. 7-8), determina que:

> Art. 3º A criança e o adolescente gozam de todos os direitos fundamentais inerentes à pessoa humana, sem prejuízo da proteção integral de que trata esta Lei, assegurando-lhes [...] todas as oportunidades e facilidades, a fim de lhes facultar o desenvolvimento físico, mental, moral, espiritual e social, em condições de liberdade e de dignidade.
>
> Art. 4º É dever da família, da comunidade, da sociedade em geral e do Poder Público assegurar [...] a efetivação dos direitos referentes à vida, à saúde, à alimentação, à cultura, à dignidade, ao respeito, à liberdade e à convivência familiar e comunitária.

Evidencia-se um caminho percorrido por esses jovens, por meio do qual são atendidas, ao menos em parte, tais premissas e determinações do ECA. Os garotos passam por postos de saúde e pelo Conselho Tutelar, sendo estes os responsáveis pela sua chegada à ONG, na qual são atendidos, em função do ocorrido. Dessa forma, supõem-se como garantidos os seus direitos em relação aos elementos mencionados na Lei.

Porém, não há garantia, e nem mesmo parece ser o que acontece, de que a Lei, a comunidade ou a própria família do jovem livrem-no do estigma do vivido. Aliás, ele é mesmo considerado adolescente em conflito com a lei – *autor* de ofensas sexuais. Muito pelo contrário, de acordo com os dados, o que emerge é o sentimento de exclusão e taxação do jovem, a partir de sua acusação.

O discurso do ECA, em seus *Comentários*, explica, mas pode confundir, quando considera que o ato infracional é a "ação praticada por criança ou adolescente, *parecida*[8] com ações definidas como crime ou contravenção, mas não se caracteriza como delito". De acordo com o ECA e com o Código Penal, os menores de 18 anos são penalmente inimputáveis, ou seja, não poderão ser condenados (Brasil, 2004, p. 112). Ou seja, *parece* crime, mas não é. Que significado pode ser tirado disso?

Diante do paradoxo exposto, os dados coletados indicam que o jovem se aproxima do sentir-se acusado e, por consequência, culpado. Assim, o adolescente complementa o que Calazans (2000, p. 4) sugere com base nos estudos realizados por Gilberto Velho. Esse autor considera a *noção de sistemas de acusação* como estratégia de manipulação de poder e de organização de valores e emoções, por meio da delimitação de fronteiras. As categorias de acusação funcionariam como elementos de estigmatização, explicação e legitimação social de fronteiras.

Em relação à acusação, Misse (2008) faz outras observações ao remeter-se aos processos de *criminação-incriminação*. Fica nítido em suas colocações que a acusação independe destes últimos. Ela pode mesmo ter força similar a eles, ainda mais levando-se em conta o processo ao qual está sujeito o adolescente em conflito com a lei, já que o jovem é enquadrado como *autor de ato infracional*, cujo significado é similar ao crime. Expõe Misse (2008, p. 14) que:

> A acusação social tem ao menos duas facetas: numa, a acusação é um ato subjetivo, que não ganhou exterioridade, e se dirige a si mesmo, seja para autoacusar-se de um propósito ou ação, seja como uma acusação subjetiva íntima à conduta de outrem. Nesta faceta, a acusação cumpre uma função autorreguladora, que reforça a identidade normativa do sujeito da experiência através da vigilância exercida sobre seu autocontrole. Na outra faceta, a acusação é exteriorizada, ultrapassa a intimidade e ganha a esfera pública. Aqui ela pode se tornar também, e principalmente, um modo de operar o poder numa relação social [...]

---

8. O grifo é meu.

Levando-se em consideração *o modo* como se desenvolve a acusação a que são submetidos os adolescentes no presente estudo, observa-se que *o modo de operar o poder em suas relações sociais* qualifica a acusação de *indireta*, ou seja, "ela não é posta ao acusado, mas a outros que o conhecem, ela não é para ele, mas sobre ele..." (Misse, 2008, p. 14-5), caminhando até a denúncia dos jovens. E continua "[...] modernidade, com a ênfase posta na racionalidade da ação e no autocontrole, as nuances apontam principalmente para um sujeito, fazendo dele e de sua subjetividade o ponto de ancoragem da acusação" (Misse, 2008, p. 15), ou seja, similar ao que se observa nesse adolescente, conforme o delineamento que faz a respeito de si mesmo.

Legitima-se, dessa forma, o que Calazans (2000, p. 4) denomina "modo de operar ideológico, no sentido de que as acusações são formas simbólicas que legitimam discursivamente a manipulação de poder que se dá por meio da delimitação de um padrão de valores, que deixa, sistematicamente, de fora grupos sociais minoritários (os desviantes)" – tais como os jovens pesquisados e suas famílias, moradores da periferia, oriundos de uma faixa socioeconomicamente desfavorecida. Nesse sentido, pode-se inferir que o papel social de "acusado" passaria a constituir esses jovens.

Expõem-se, assim, as conservas culturais: da denúncia, da justiça, da lei e da família. Todas determinantes do que deve ser feito. A ordem sexual precisa e parece ser enquadrada. As multiplicidades e as várias ordens simultâneas – grupal, sexual e adolescente – ficam então excluídas. Não se questiona essa conserva cultural, tampouco sua construção coletiva. Resta o adolescente individualizado em sua culpa, ou lutando contra ela, aprisionado ao papel de autor de ofensa sexual.

Lembro ainda que os fatos originais, supostamente, referem-se à ordem sexual. Provavelmente, explicita-se uma sexualidade que assusta. Corrobora-se o que Calazans (2000, p. 4) observa nos discursos acadêmicos brasileiros da década de 1990 a respeito da sexualidade dos jovens, repletos de significados de "irresponsabilidade, descontrole, imaturidade e despreparo", mas agora, com o coro comunitário, familiar e (por que não) jurídico. Anuncia-se, também, o coro do próprio jovem complementando seus interlocutores. Assim, o *Caderno* "novinho" prenuncia uma possível alusão sobre essa faixa etária socialmente precarizada.

Para ampliar essa discussão enfocando a dimensão da sexualidade, utilizo as reflexões de Brito e Monteiro (2004, p. 51) acerca da proibição do incesto, ao considerá-lo composição da conserva cultural:

> Em uma concepção sociométrica, o mais importante é a matriz sociométrica, a estrutura afetiva dos grupos. Mais relevante do que determinar se uma relação sexual é realizada entre paren-

tes, é identificar se a relação sexual é expressão de uma escolha mútua. Se o ato sexual for não consensual, ou seja, expressão de uma relação de poder opressiva, incongruente ou imposta dentro de uma mutualidade marcadamente assimétrica, qualificamo-lo como abuso.

Os autores consideram, ainda, que nas relações incestuosas a sexualidade seja secundária ao exercício da dominação: "O jogo de poder prevalece sobre a atividade sexual" e, assim, nesses grupos, a tele é pouco preponderante nas relações abusivas. Assim, o grupo está em constante ameaça, havendo, em contrapartida, pouca espontaneidade e criatividade nessas relações.

O jogo de poder atravessa as várias relações expostas nesta pesquisa e parece prevalecer sobre as atividades sexuais, inclusive na sessão com Silvio. Apenas no cenário primário dos acontecimentos observa-se uma concomitância entre essas forças: poder e sexualidade. Posteriormente, preponderam os jogos de poder nas diversas relações travadas.

Notório a esta altura é que, em detrimento e sacrifício de um indivíduo, o grupo se anuncia frágil, seja ele familiar ou composto pelos pares simétricos. A visão social dualista (culpado × inocente, bem × mal etc.) e parcial, contudo, prejudica uma ótica desse porte, assim como uma perspectiva de intervenção e prevenção coletivas. O problema é individualizar o evento, como que resumindo-o à própria constituição do adolescente em conflito com a lei.

A adolescência relatada faz pensar em um adolescer que é comum a muitos garotos e garotas. Contudo, é no mínimo curioso notar que, nessa investigação, e na ONG onde a realizei, só verifiquei a presença de jovens de determinada faixa socioeconômica-cultural, ou seja, a da periferia do município. Esse fato autoriza-me a vincular o processo aqui investigado à exclusão socioeconômica dessa parcela da população e ainda questionar: quais adolescentes surgem no sistema judiciário brasileiro?

Meu desejo é que esses jovens sejam questionadores e construtores de sua própria existência, e não meros reprodutores da ordem social que lhes é apresentada. Tomara tenha sido plantada uma semente desse desejo.

Referências bibliográficas

BRASIL. Lei Federal n. 8069 de 13/06/1990. *Estatuto da criança e do adolescente*. 13. ed. São Paulo: Indica, 2004.

BRITO, V. C. de A. e MONTEIRO, A. M. "A sexualidade como produção histórica e ideológica: a proibição do Incesto ao Convite ao Encontro." *Revista Brasileira de Psicodrama*, São Paulo, v. 12, n. 2, p. 49-58, 2004.

CALAZANS, G. *O discurso acadêmico sobre a gravidez na adolescência: uma produção ideológica?* 2000. Dissertação (Mestrado) – Pontifícia Universidade Católica de São Paulo, São Paulo. (Mimeo)

CONTRO, L. *Nos jardins do psicodrama – Entre o individual e o coletivo contemporâneo*. Campinas: Alínea, 2008.

CORDOVIO, F. C. *Adolescentes em conflito com a lei e ofensas sexuais: a ótica socionômica*. 2009. Monografia (Titulação para o Curso de Especialização em Supervisão e Didática Psicodramática) – Universidade Católica de Goiás e Instituto de Psicodrama e Psicoterapia de Grupo de Campinas. Campinas. (Mimeo)

MISSE, M. "Sobre a construção social do crime no Brasil: esboços de uma interpretação". In: *Acusados e acusadores: estudos sobre ofensas, acusações e incriminações*. Rio de Janeiro: Revan, 2008.

NAFFAH NETO, A. *Psicodrama: descolonizando o imaginário*. São Paulo: Plexus, 1997.

5 UMA AVALIAÇÃO CRÍTICA DO PAPEL DE AGENTE COMUNITÁRIO DE SAÚDE

Miriam Tassinari

Introdução

Durante o ano de 2008 tive a oportunidade de atuar profissionalmente com trabalhadores do Programa de Saúde da Família (PSF) da cidade de Amparo (SP), em um Projeto de Prevenção de Violências e Fortalecimento de Redes Sociais da Secretaria Municipal de Saúde.

A proposta era investir na capacitação das equipes de PSF para o atendimento de famílias na comunidade, visando à construção de relações familiares e de redes sociais voltadas para o combate à violência.

Entre as várias experiências obtidas, destaquei a oportunidade de conhecer o trabalho dos agentes comunitários de saúde (ACS).

Participantes do grupo de nível médio, juntamente com os técnicos de enfermagem, os agentes comunitários caracterizavam-se por trazer mais fortemente para as discussões as ações realizadas, os pedidos de ajuda e as suas dificuldades diárias no exercício da profissão.

Nos depoimentos sobre as ações executadas, ficava muito evidente que a sobrecarga emocional desses profissionais é muito importante. O dia a dia de muita pobreza e violência entre as pessoas das famílias atendidas provoca um sentimento de pessimismo e impotência que nem sempre pode ser compartilhado com o restante da equipe.

Também ficou ressaltado que, além do trabalho exaustivo, os agentes comunitários de saúde muitas vezes não têm clareza do papel a desempenhar.

O fato de entender um pouco do cotidiano desses profissionais me impulsionou a discutir essa função com as suas peculiaridades.

Para concretizar essa intenção, convidei os agentes comunitários para uma série de encontros, nos quais levantaríamos as características desse profissional e procuraríamos destacar temas para reflexão e possíveis ações.

Sistema Único de Saúde (SUS)

O Sistema Único de Saúde (SUS), instituído em 1988, colocou em debate a mudança de um modelo de assistência centralizado, voltado apenas para o objeto-saúde-doença, ampliando o olhar para a coletividade e com um conceito ampliado de saúde, que trata não só da cura e prevenção da doença, mas da qualidade de vida.

Com o SUS, todo cidadão passa a ter direito a consultas, exames, intervenções e tratamentos nas unidades de saúde dos municípios, que passaram a ter recursos próprios para executar e coordenar ações e serviços de saúde.

Programa de Saúde da Família (PSF)

Formulado em 1994, o Programa de Saúde da Família nasce em resposta à necessidade de uma humanização da medicina, tornando possível um olhar para o indivíduo inserto no seu contexto familiar, com todas as suas peculiaridades. Ao deslocarem-se para o lugar onde vivem os usuários das unidades de saúde, os profissionais podem antecipar-se à doença, trabalhando mais com a promoção da saúde e não se limitando à cura e à reabilitação.

O conceito de saúde também adquire maior abrangência, não se limitando à assistência médica, pois não se restringe ao bem-estar físico, mas inclui o social, o psicológico e o ambiental. Além disso, o cuidado com a saúde não é só de responsabilidade médica, mas também dos outros profissionais da equipe.

A estruturação da estratégia Saúde da Família é feita por meio de equipes formadas por um conjunto de profissionais (basicamente: médico, enfermeiro, auxiliar de enfermagem e agentes comunitários de saúde).

A saúde pública em Amparo é estruturada em torno do SUS. A rede de atenção conta com 68 agentes comunitários de saúde, distribuídos em 14 unidades básicas de saúde. A média de famílias cadastradas corresponde a 90% da população do município coberta pelo Programa de Saúde da Família (dados de janeiro de 2007).

As equipes de saúde desenvolvem, além do atendimento individual, a promoção de saúde por meio de trabalhos grupais voltados para a prevenção de doenças e educação em saúde.

O Agente Comunitário de Saúde (ACS)

Considerado peça fundamental nas equipes de saúde do PSF, esse trabalhador, sem uma formação específica, integra-se às equipes de saúde com uma série de atribuições que, geralmente, são aprendidas na prática diária e no contato com profissionais há mais tempo nas unidades.

São atribuições de um Agente Comunitário de Saúde:

- realizar mapeamento de sua área;
- cadastrar as famílias;
- identificar indivíduos e famílias expostos a situações de risco;
- identificar áreas de risco;
- orientar as famílias para a utilização correta dos serviços de saúde;
- agendar consultas, exames e procedimentos;
- fazer visita domiciliar;
- informar os demais membros da equipe sobre a situação das famílias cadastradas;
- desenvolver ações de educação e vigilância à saúde;
- participar de ações e atividades nas unidades;
- identificar parceiros e recursos existentes na comunidade que possam ser aproveitados pela equipe.

Metodologia

A metodologia escolhida foi o *teatro espontâneo*, uma modalidade de teatro interativo cuja característica básica é a improvisação. Esse formato, ao privilegiar a construção coletiva, propicia, ao mesmo tempo, uma investigação e uma transformação da realidade.

Ao discorrer sobre o teatro espontâneo como uma maneira de adquirir conhecimento pela arte, Aguiar (2008, p. 148) diz: "Ao contar histórias pinçadas da vida cotidiana ou inventar metáforas dessa mesma vida, sob a forma de enredos ficcionais, os sujeitos acessam, fazendo uso da intuição artística, conteúdos vitais significativos, dificilmente alcançáveis por outra via".

Como metodologia de pesquisa, o teatro espontâneo permite uma revelação da articulação existente entre os fenômenos subjetivos e os sociais envolvidos no objeto de estudo.

Por meio da ação dramática, há uma ampliação dos conteúdos relacionais expressos, que não só permitem a observação e coleta de dados, mas também uma reflexão por parte dos participantes. Além disso, as ações podem ser dirigidas para uma tomada de decisões que permitam mudanças no enfrentamento das situações cotidianas.

Outro aspecto: o conhecimento é construído coletivamente. Há uma aprendizagem e também um desvelamento das interações afetivas e da complexidade das relações grupais.

Completo com as palavras de Brito (Monteiro, Merengué e Brito, 2006, p. 46-7):

> Recursos psicodramáticos nos permitem desenhar uma metodologia única para cada participante, tornando cada experiência de pesquisa um momento de cocriação. A coleta de dados se desenrola como uma ação conjunta, promovendo a espontaneidade e a criatividade dos envolvidos, dentro de um acordo constantemente negociado sobre as formas de expressão do pesquisado e do pesquisador.

As sessões de teatro espontâneo

O trabalho consistiu em três sessões de teatro espontâneo, de três horas cada uma, com dez agentes comunitárias voluntárias, duas delas não participando do primeiro encontro por não terem sido informadas corretamente sobre as datas[1].

As justificativas para aceitarem o convite para participar foram, basicamente: a necessidade de ter um espaço para apresentar suas reivindicações; a oportunidade de encontrar as colegas e de partilhar experiências; um momento para ser ouvidas; ou o fato de acreditarem que todo e qualquer investimento é importante para ajudá-las na execução das tarefas da nova função.

O tempo de trabalho como ACS variava de um mês a oito anos.

Processamento das sessões

A falta de clareza das funções ou a indefinição do papel

A relação, que aparece na sessão inaugural de teatro espontâneo, entre uma recepcionista (que é um dos cargos da equipe do PSF) e uma ACS revela, em um primeiro plano, o desconhecimento das atribuições de cada uma e uma consequente série de cobranças indevidas e desrespeito pessoal.

1. Todas as voluntárias assinaram um termo de consentimento para a pesquisa, sabendo que no caso de publicação interna ou externa seria garantido total anonimato.

Se considerarmos que os papéis servem como referência para as relações sociais, o desconhecimento do que cabe a cada um desencadeia ações desencontradas e frustrações. Esses papéis sociais articulam vários atores, e o desempenho de cada um depende do seu complementar.

À medida que cada um atua de acordo com o seu roteiro, o conjunto das ações torna-se mais harmônico, evitando maiores desconfortos nos relacionamentos. A necessidade de flexibilidade é reconhecida.

No entanto, aparece a dificuldade de lidar com alguns colegas de trabalho, pelo fato de as atribuições da ACS não serem claras, tanto para o próprio profissional como para os demais membros da equipe de saúde.

Transcrevo a fala de uma ACS:

> ... quando falta alguém da recepção, quem vai ajudar? A ACS. Eu até gosto. Você aprende a função do outro, valoriza mais, mas eles pensam que a gente está à disposição, a qualquer momento e a qualquer hora.

Nas equipes do PSF, as demais funções estão mais bem delimitadas e permitem ao profissional executar suas tarefas com maior clareza que as ACSs. Oficialmente, a ACS é quem faz o trabalho educativo com a população, por meio de um contato permanente com as famílias, facilitando a tarefa de vigilância e promoção da saúde. Mas, ao lado disso, é esperado que elas preencham as lacunas das outras funções, reforçando aqui a ideia das expectativas não pertinentes.

Apesar de a participação em grupos na unidade ser uma atribuição reconhecida como parte do papel de ACS, há uma expectativa de que a profissional cubra eventuais faltas de outros colegas, o que já não corresponde ao esperado para o papel.

A atribuição mais bem definida parece ser a da visita domiciliar, gerando por isso menores desentendimentos, desencontros ou questionamentos. No contato com as famílias, o papel da ACS está bem delimitado: cuidar, orientar e informar o usuário. Nesse aspecto, para cada pessoa envolvida nas relações, as expectativas estão bem esclarecidas, mesmo que existam percalços ao longo do caminho.

Como para a própria ACS o seu papel ainda é incipiente, ela se vê impelida a corresponder às expectativas dos outros profissionais, o que leva a um desgaste físico e a um resultado muitas vezes ineficiente.

A falta de delimitação das atribuições leva as trabalhadoras a uma sobrecarga de trabalho e emocional. Por entender que devem estar sempre à disposição da equipe e das famílias, mesmo rebelando-se contra isso, as ACSs ultrapassam as fronteiras do cuidar, exagerando no atendimento das solicitações e deixando de lado o próprio bem-estar.

As queixas dos usuários soam como pedidos de socorro que as profissionais não conseguem deixar de atender ou, ao menos, de tentar encaminhar para uma solução. A frustração normalmente é grande, pois os problemas são muitos e de difícil encaminhamento.

Vale aqui destacar uma contribuição de Vitale (2004), diferenciando queixa de pedido. Enquanto a queixa refere-se a uma reclamação e uma solicitação ao ouvinte, o pedido tem um cunho relacional. Ao transformar a queixa em pedido, as pessoas têm a oportunidade de ter um olhar mais abrangente para a situação, localizando nela as pessoas envolvidas, as suas motivações e as suas potencialidades. Para transformar a queixa em pedido, a ACS não pode responder com uma solução imediata para o problema, mas precisa envolver quem se queixa na problemática. É um exercício de corresponsabilização.

Se o usuário faz uma queixa e é atendido prontamente pela ACS, perde-se a oportunidade de um trabalho educativo e transformador e corre-se o risco de desenvolver um trabalho assistencialista. Esse tipo de assistência causa um ônus muito alto ao profissional que atende à demanda, porque se cria uma relação de dependência em que o profissional será visto como o solucionador dos problemas. Ao usuário, por outro lado, não será dada a oportunidade de descobrir e aprimorar suas capacidades para o encaminhamento dos problemas.

Outro fator que merece destaque é a ideia de que há pouca ou nenhuma capacitação para a atividade. O que acontece é que a capacitação reconhecida é a formal (cursos e oficinas) e não a informal, que vem tanto da prática como do contato diário com os outros profissionais da equipe e com as famílias. O problema é que isso não é oficialmente valorizado. As ACSs também não reconhecem a importância disso.

Em função da grande demanda de trabalho, as novas contratadas já iniciam o trabalho prático imediatamente, tendo como orientadoras as profissionais mais antigas, que repassam a forma de executar as atividades. Muitas vezes, acabam imprimindo seu jeito particular de executá-las.

Aqui vemos outro fenômeno importante que se evidenciou nos encontros, que são os dois subgrupos: as mais velhas e as mais novas. As primeiras, um subgrupo maior dentro da equipe de trabalho, procuram oferecer às outras orientação e retaguarda.

Durante as próprias sessões, havia uma preocupação das mais velhas não só em transmitir alguns conhecimentos, mas também em tranquilizar as mais novas quanto à sobrecarga de trabalho, dizendo que com o tempo aprende-se a "não carregar tudo nas costas".

Estar ao lado de seus pares contribui minimamente para um sentimento de pertencimento, o que não ocorre no plano da equipe como um todo. Reconhecer-se como elemento de um grupo confere identidade e consequentemente força e proteção.

Nesses encontros, o que surgiu foi a necessidade de uma união maior entre as profissionais, mas como um reforço de um subgrupo e só raramente para integração ao grupo maior, que é a equipe de saúde.

Entre dois grupos

A qual grupo pertence a ACS? À equipe de saúde ou ao grupo de moradores da sua comunidade? Quais são as expectativas de cada grupo sobre esse profissional?

Tentando buscar as respostas, vemos que o ACS emerge da comunidade e essa inserção permite-lhe traduzir para as Unidades de Saúde da Família (USF) a dinâmica social da população assistida com suas necessidades, potencialidades e limites, bem como identificar parceiros e recursos existentes que possam ser utilizados pelas equipes.

Na prática, o que se vê é que a incorporação do agente comunitário como um novo profissional de saúde trouxe grandes benefícios, mas ao mesmo tempo um problema: o fato de ser uma pessoa saída da própria região a ser atendida provoca maior proximidade na relação equipe/comunidade, mas gera na ACS uma angústia por não poder "resolver" satisfatoriamente a maioria dos problemas trazidos pelos usuários, que são também seus pares no bairro.

Por sentir-se como parte do problema (como moradora da comunidade e envolvida com os problemas do cotidiano das famílias), vê-se na obrigação de solucionar os problemas, mesmo que não sejam de sua alçada.

O desejo de ajudar é sobreposto pelo desejo da potência irrestrita que permitiria uma ação resolutiva em cada situação apresentada pelo usuário.

A intervenção na comunidade

Outra questão importante diz respeito à intervenção nas famílias assistidas. A ACS deveria fazer uma intervenção com o objetivo de detectar os problemas, avaliar os recursos disponíveis e, principalmente, fazer nascer nas famílias o reconhecimento dos recursos próprios e a iniciativa para colocá-los em prática.

A intervenção terapêutica pressupõe uma entrada especializada e uma retirada estratégica, no momento em que as queixas já foram encaminhadas. Entretanto, a proximidade com os moradores faz que as agentes já não discriminem os tipos de pedidos, participando das equipes como porta-vozes das famílias.

O caráter de ato pontual que a intervenção deve ter cede lugar a uma presença e atuação constantes por parte da ACS. Os profissionais deveriam funcionar como catalisadores da mudança, tendo uma posição menos central, e desenvolver nos familiares habilidades para resolução de seus próprios problemas. Ao se fazerem de porta-vozes das famílias, ressalta-se o pertencimento à comunidade, em detrimento da filiação à equipe do PSF.

Nem sempre é fácil o trânsito entre os dois grandes grupos: comunidade e equipe do PSF. Mesmo sendo considerado personagem-chave, o agente sente-se deslocado do restante da equipe, não só porque o seu trabalho é basicamente fora das unidades, mas também por um sentimento de que sua atuação é pouco vista e valorizada.

Em outro momento, quando uma família não adere às orientações da ACS, ela aparece como representante da equipe e com as angústias inerentes a alguém que, por meio do trabalho, adquire conhecimentos diversos que a fazem valorizar as intervenções das unidades de saúde e tem o desejo de vê-las acontecendo na sua comunidade. O conhecimento é irreversível. Já não há possibilidade de agir como seus vizinhos, o que distancia a agente de saúde desse grupo, mas não o suficiente para fazê-la identificar-se com os demais profissionais da unidade.

Os desgastes emocionais, causa de tantas reclamações, aparecem pelo contato direto com situações críticas, mas também por a ACS não encontrar na equipe um espaço para desabafos e continência para compartilhar seus sentimentos.

Ser da comunidade e entrar regularmente nas casas das famílias provoca um distanciamento entre as ACSs e os demais profissionais. Na expressão de uma delas, o cheiro das casas fica no nariz e isso muda totalmente a forma de ver e compreender as situações vividas pelos usuários, muitas vezes levando-as a valorizar apenas contribuições de outros agentes.

Quando sente que seu trabalho é importante para toda a equipe, não vê isso como produto de um trabalho conjunto, mas fruto de características individuais que levam a uma boa produtividade. Um efeito consequente é o isolamento dos demais integrantes da equipe.

O isolamento provoca um enfraquecimento do trabalho coletivo e um recrudescimento de opiniões antagônicas. A equipe se fragmenta e as ACSs se reconhecem e são reconhecidas como um apêndice.

Não contar com o grupo de trabalho acaba provocando o desejo de que venham outras pessoas em seu auxílio.

Como integrante da equipe do PSF, vem como porta-voz da família, mas não faz o caminho de volta, ou seja, não vai para a família como representante de um grupo assistencial, mas como alguém que procura fazer uma intermediação solitária para solucionar os problemas apresentados pelos usuários.

Destacadas da equipe, as ACSs procuram respaldo nos outros integrantes, como a enfermeira ou o médico, e não encontram porque estes vivem experiências diferentes e porque as agentes esperam que os colegas ajam como elas agiriam.

O desencontro está lançado. As reclamações de ambas as partes deixam de ser vistas como uma desarticulação dos diferentes papéis da equipe para ser tomadas como características pessoais inadequadas.

Os diferentes grupos

Nesse momento do processamento, já é possível destacarmos outro aspecto, que são os confrontos entre grupos e subgrupos que vão aparecendo ao longo das três sessões. De um lado, as agentes comunitárias; de outro, ora a comunidade, ora os outros profissionais (técnicos de nível médio, técnicos de nível universitário e administrativos). Em outros momentos, o próprio grupo se fragmenta em subgrupos. A distinção entre um pequeno grupo e outro fica por conta do tempo de serviço, da forma de executar as tarefas ou da maneira de compreender a função. Com isso, a equipe de saúde, aparentemente um corpo único, apresenta outra configuração subdividida, mas não declarada.

A diferença entre a estrutura oficial e a estrutura sociométrica provoca tensões e uma desarticulação de papéis. Como um organismo vivo, a equipe pode favorecer tanto as potencialidades quanto o enfraquecimento de seus membros, contribuindo para a construção de uma hipótese de patologia individual. O sofrimento de um elemento do grupo passa a ser visto como pessoal e destoante. O sintoma é o desgaste emocional.

Equipe de trabalho e hierarquia

Esperam-se de uma equipe profissional qualificada para o exercício da função pública alguns atributos como, por exemplo, eficácia no desempenho de suas funções, responsabilidade, honestidade e capacidade técnica e política.

Como equipe multiprofissional, espera-se que seja composta de acordo com os objetivos de cada serviço de saúde e possa atender satisfatoriamente à clientela sob sua responsabilidade.

O que podemos coletar nas falas das ACSs mostra uma realidade diferente, na qual há uma hierarquia desenhada de acordo com o nível de capacitação profissional.

A hierarquização, que não é formal, está intimamente ligada a uma ideia de que, muitas vezes, a desvalorização do trabalho dos agentes de saúde deve-se ao fato de não haver uma qualificação profissional específica. Ao mesmo tempo, as ACSs demonstram que há uma oscilação entre a importância da função dentro da equipe e a desvalorização.

Necessidades pessoais e papel profissional

O agente comunitário de saúde é constantemente chamado a intervir em situações de risco, com pessoas em condições precárias de sobrevivência, suportando um conjunto de obstáculos, conflitos e angústias.

Estar no papel de cuidador, em tais condições, pode desencadear no profissional a exigência de ser um salvador e a ilusão de que possui ferramentas e características pessoais para desatar os nós que aparecem.

A realidade mostra um quadro bem diferente: o usuário se apresenta como alguém doente e o agente comunitário com muitas das suas necessidades básicas também não atendidas. O papel profissional tem uma presença tão marcante que acaba obscurecendo outras funções na vida pessoal dessas profissionais. Nas sessões de teatro espontâneo, a necessidade de autocuidado dá lugar à falta de capacitação profissional e a uma preocupação com a execução das tarefas diárias.

A evidente superioridade numérica das mulheres na função de agente somente é revelada no último encontro, quando fica demonstrado que ser cuidadora e mulher traz uma configuração única para o papel de agente comunitário.

A revelação das carências e das dificuldades em solucionar problemas pessoais minimiza uma possível onipotência em relação ao usuário ou aos colegas de trabalho, mostrando que entre quem cuida e quem recebe o cuidado não há uma linha divisória rígida. Os papéis se inter-relacionam, com suas diferentes atribuições, mas sem uma classificação pelo critério de maior ou menor importância.

Considerações finais

Ao chegar às reflexões finais, concluo que esses profissionais necessitam de um trabalho específico.

Penso que seria mais produtivo promover encontros sistemáticos com as equipes do PSF, para que os problemas trazidos pelas agentes fossem tratados de forma coletiva e não individualizada. Ações dirigidas somente a alguns membros podem contribuir para acentuar o isolamento dentro da equipe.

Por outro lado, o trabalho parcialmente isolado da ACS em relação à equipe dá margem a sentimentos de onipotência e a uma atitude refratária a sugestões e críticas. O que deveria ser um trabalho diferenciado passa a ser solitário e muitas vezes desintegrado.

Sentir-se integrada à equipe pode aliviar as angústias da ACS ao tratar com os sujeitos da sua comunidade e suas dificuldades. Ao sentir-se parte, há com quem contar. Ser visto como alguém que terá de resolver as questões mais relevantes traz uma potência, mas pode alimentar uma onipotência e uma descarga de críticas aos demais profissionais que supostamente não trabalham como o esperado.

Com a sobrecarga de trabalho dos ACSs, "desaparece" o grupo e surge um profissional estressado, angustiado, "sem perfil". A ajuda oferecida, geralmente, trata esses sintomas como um reflexo de problemas exclusivamente individuais e não do grupo como um todo. O trabalho da equipe e do próprio PSF não é significativamente questionado, mas sim o desempenho individual dos agentes, como se eles fossem peças isoladas e não parte de um organismo. O sofrimento de um indivíduo não significa necessariamente que o que está errado encontra-se exclusivamente nele; pelo contrário, denuncia uma descompensação no sistema como um todo.

Precisamos considerar a equipe de saúde como um verdadeiro grupo que, mesmo atravessado por conteúdos individuais e culturais, mantém uma interação coletiva que deveria permitir aos membros sentir-se fortalecidos e impregnados de um sentimento de pertencimento e inclusão.

Pertencer a um grupo confere ao indivíduo uma identidade que deve ser a todo tempo construída na coexistência. A convivência deve oferecer aos integrantes caminhos para um trabalho conjunto e não simplesmente um ao lado do outro, com uma justaposição de tarefas. Se o grupo está atento a isso, não há sobrecarga para ninguém. As necessidades passam a ser de todos. Apenas a execução das ações será individualizada, mas jamais desintegrada.

De maneira geral, as equipes de saúde tratam suas reuniões habituais como momentos para discussão dos encaminhamentos e das ações previstas para a comunidade. Raramente reservam um tempo para o cuidado com as relações interpessoais, com suas forças de atração e repulsão que vão se organizando de formas variadas dentro do grupo. Quando isso ocorre, é por iniciativa individual de algum coordenador, sensibilizado por uma ou outra atitude de seus coordenados.

Como o suporte não acontece para a equipe como um todo, esta se configura sociometricamente em subgrupos, em uma tentativa dos membros de sentir-se identificados e protegidos, supondo que no subgrupo possam ser compreendidos e respaldados.

Cuidar do grupo dessa forma não deve ser uma tarefa exclusiva do coordenador. Como partícipe também precisará, algumas vezes, de outro profissional para mapear os relacionamentos e discutir a sociodinâmica vigente: um *agente sociátrico*.

Outro aspecto a ser considerado é a entrada dos profissionais nas casas dos usuários. Ao adentrarem o universo familiar, abre-se um universo de problemas talvez não imaginados. Em princípio, temos um grupo, a família, estruturado com regras que regem as ações dos seus membros. A equipe, por sua vez, pode se apresentar fragmentada e sem uma definição clara dos seus objetivos como um conjunto. O que diferencia um grupo de um agrupamento é o seu projeto comum. Se há um consenso nesse sentido, o grupo se fortalece e propõe ações articuladas. Caso contrário, vê-se na situação de ter de tratar de questões com as famílias que também estão acontecendo entre os profissionais. Um exemplo disso é propor ações preventivas de violência sem considerar que ela também ocorre dentro da equipe de saúde, mesmo que em outro nível e intensidade.

Neste texto, anteriormente, questionei-me sobre a qual grupo pertenceria o agente comunitário de saúde: à comunidade ou à equipe de saúde. Neste momento respondo: aos dois. E acrescento que, atuando nos dois grupos, com todas as dificuldades inerentes, o agente evidencia as tentativas de articulação desses dois sistemas.

A multiplicidade das questões trazidas pelas agentes comunitárias permite conhecer o processo dos diferentes grupos muito mais do que declara uma dificuldade pessoal em executar determinadas tarefas. Partimos do individual para o coletivo. As observações ou reclamações das profissionais passam a ser vistas como ecos de um conjunto que está em busca de uma definição mais clara de seus papéis.

Sendo assim, o papel de agente comunitário ainda está em construção, não precisando necessariamente de uma capacitação formal, mas de uma estruturação junto com os demais papéis dos outros membros da equipe. A indefinição de papel, que ocorre em praticamente todas as relações na equipe, nos diz que é impossível compreender o papel de agente comunitário deslocado do contexto em que ele atua.

Tanto as cenas dramatizadas como os relatos das situações vividas mostram uma tentativa de diálogo entre o que é e o que não é ser agente comunitário como uma tentativa de configuração desse papel em desenvolvimento. Papel aqui entendido como um conjunto de expectativas intercomplementares.

Encerro minhas considerações retomando uma metáfora utilizada por uma das agentes comunitárias ao falar do exercício da sua profissão, comparando-as com um miolo de uma margarida, na qual as pétalas são os outros profissionais. Vou me apoderar da imagem, mas quero dar um sentido diferente à figura do assessor, da pessoa que oferece subsídios para outros trabalharem. Quero colocar o agente comunitário como um miolo, sim, mas no sentido de um elemento de convergência no qual todos se veem minimamente representados.

Quero entender esse profissional com um poder de agregar os fenômenos interpessoais e intergrupais, e de salientar, com suas queixas, como nenhum outro elemento da equipe, os possíveis problemas do Programa de Saúde da Família.

O ACS não deve ser visto nem como vítima nem como herói. O desafio é fazer que o agente seja entendido como protagonista de um grupo, com papéis a serem delineados, e que as ações não sejam individualizadas, sob o risco de se perder a grandeza da sociodinâmica grupal.

Referências bibliográficas

AGUIAR, M. "Teatro espontâneo como intervenção socioeducativa". *In*: MARRA, M.; FLEURY, H. J. (orgs.). *Grupos: intervenção socioeducativa e método sociopsicodramático*. São Paulo: Ágora, 2008.

MONTEIRO, A. M.; MERENGUÉ, D.; BRITO, V. *Pesquisa qualitativa e psicodrama*. São Paulo: Ágora, 2006.

VITALE, M. A. F. (org.). *Laços amorosos: terapia de casal e psicodrama*. São Paulo: Agora, 2004.

6 A SOCIOMETRIA PARA ALÉM DOS TESTES

Bernadete Castro

Introdução

Conheci a sociometria nos tempos de universidade, num estágio em escola militar, com o uso do teste sociométrico e sem qualquer referência à sua origem socionômica. Reconheci bem cedo a força dessa metodologia e, ao mesmo tempo, os perigos de uma utilização isolada de fundamentos teóricos e éticos. Posteriormente, já como estudante de socionomia, pude retomar a prática sociométrica geral já contextualizada. Mesmo assim, percebo que um entendimento parcial e por vezes isolado parece deixá-la como uma ramificação da socionomia e não como um de seus fundamentos, em especial para os principiantes.

Como professora de socionomia e principalmente no módulo de sociometria, venho observando o quanto se faz necessário e valioso oferecer um entendimento menos seccionado desde a formação. Proponho-me aqui a apresentar uma introdução teórico-prática integrada da sociometria na qualidade de uma das raízes socionômicas. A inspiração vem da própria sala de aula e o capítulo é dirigido a estudantes em formação.

Fundamentos

As escolhas estão no cotidiano diversas vezes por dia e inúmeras outras durante a vida. As crianças parecem escolher tudo com facilidade, mas, atualmente, com o aumento crescente das possibilidades de escolha em todas as áreas de nossa vida, o exercício de "escolher" torna-se cada vez mais complexo, desde as escolhas mais corriqueiras até as mais fundamentais. Paralelamente à ampliação de possibilidades estimuladas por sistemas sociopolíticos, globalização, avanços científicos e tecnológicos, maior número de conflitos parece permear as situações de escolha e até reduzir, ao invés de aumentar, a sensação de liberdade.

O enfoque socionômico ou sociopsicodramático de Jacob Levy Moreno propõe centrar na compreensão dos vínculos entre as pessoas. Todo o enfoque teórico-prático da proposta socionômica visa à conduta espontâneo-criativa do ser humano, de forma dinâmica e dialética – também no sentido de que cada novo momento requer outra localização quanto às relações do mundo ao redor. Assim, ao buscar a compreensão das situações de escolha nas várias áreas de nossa vida e em diferentes contextos, torna-se possível obter o sentido de localização e o potencial para atuar como parte integrante de cada situação.

A socionomia caminha respaldada pela teoria da espontaneidade-criatividade, pela teoria de papéis e pela sociometria – inicialmente colocada como método de investigação e mensuração das relações interpessoais, e posteriormente reposicionada por seu autor como um dos marcos teóricos fundamentais no referencial dessa abordagem.

Importante destacar que a sociometria é referencial constante para toda reflexão e ação socionômica. Esse é o princípio que focaliza a ideia do conhecimento e do entendimento acerca dos lugares em que estamos ou deixamos de estar no mundo que nos rodeia. Neste texto, a reflexão central está na busca da integração dos parâmetros sociométricos ao entendimento, à condução e à ação socionômica, em todas as áreas de sua abrangência. Isto é, nas áreas em que vínculos e inter-relações se fazem presentes. A localização sociométrica é o exercício em que se busca saber e compreender como se é escolhido e como se escolhe nas relações. A sociometria pode ser conduzida por meio de exercícios e testes sociométricos, dentro de um propósito específico, mas não cessa por aí a contribuição sociométrica à compreensão e ação sociopsicodramáticas. A abordagem e a compreensão sociométricas transcendem as situações de testes; seu alcance segue com o da própria socionomia.

Sociometria é o método proposto dentro da socionomia para investigar, conhecer e analisar a vida sob o prisma das inter-relações. Desde as primeiras postulações do autor, no exercício das escolhas, foi estabelecido que cada escolha deve corresponder a um "critério sociométrico" – o objetivo para o qual se escolhe. Para Moreno (1992, p. 47), o "critério sociométrico é o motivo ou o motor comum que direciona os indivíduos com um mesmo impulso espontâneo a um determinado fim". Somente com um critério bem estabelecido, ou o "para que se escolhe", é que se pode falar em escolha sociométrica. A escolha está colocada sempre em relação a alguma coisa, num sentido específico.

Quanto mais clara e precisa está a definição do critério de escolha, mais bem localizados os envolvidos nessa escolha podem estar. A identificação dos critérios sociométricos e das configurações de escolhas inter-relacionais confere à situação o que é chamado em sociometria de "um olhar sociométrico". É um exercício possível e desejável, a prática constante de identificação tanto dos critérios em que se escolhe quanto daqueles em que se é escolhido, em relação a alguém ou alguma coisa. Exatamente como sugere a raiz da palavra *response- sponse- espontaneidade*: conhecer o que se assume e posicionar-se dentro do que se assume. Aguiar (1990) traz uma contribuição ao conceito de critério sociométrico, criando e integrando a ele o conceito de projeto dramático, uma contextualização que localiza o critério dentro de determinada proposta de cada uma das partes envolvidas. Maior compreensão sobre o que ou quem se está escolhendo, para que, sob qual expectativa, em que circunstância, é desejável a um processo consciente de escolha.

O projeto dramático é a tradução de determinado critério de escolha, que numa cena dramática necessitaria da especificação acerca de enredo, cenário, protagonista, coadjuvantes etc. No cotidiano das pessoas, dimensiona melhor o motivo para o qual estaria havendo ou não uma escolha comum e recíproca. Com essa definição, Aguiar propõe uma ampliação do alcance e dos desdobramentos em torno dos critérios de escolha, o que traz maiores possibilidades ao foco sociométrico na teoria e na prática socionômicas. A definição do projeto dramático auxilia principalmente no clareamento de expectativas e na redução de possíveis equívocos de comunicação. Para ilustrar, podemos imaginar, por exemplo, duas pessoas que se escolhem para se divertir juntas. Para uma, a expectativa da diversão desejada está associada às atividades diurnas de relaxamento e esportes; para a outra, o desejo ou ideia de divertir-se é o de ir a atividades noturnas como *shows*, boates etc. Mesmo com escolhas compatíveis e recíprocas, a execução, e mesmo as necessidades específicas, pode ser incompatível e inviabilizar um projeto dramático entre os envolvidos.

Moreno (2008), quando se debruçou sobre o desenvolvimento da sociometria, já abordou, em 1937, suas possibilidades e potenciais sob ângulos independentes ou encadeados, tais como: os procedimentos sociométricos diagnósticos, os procedimentos sociométricos dinâmicos e o próprio sociodrama. No mesmo livro, *Quem sobreviverá?*, Moreno enfatiza o caráter integrado da sociometria, explicitando que o procedimento sociométrico não é um conjunto rígido de regras, devendo modificar-se e adaptar-se a qualquer situação grupal à medida que esta surgir.

Inicialmente, encontram-se possibilidades de procedimentos sociométricos diagnósticos – caracterizados pelo estudo da formação e das configurações grupais, vistas de fora, de modo observacional, conforme o próprio Moreno realizou com crianças e com presidiários, entre outros. Em situações em que não é possível ou desejável um procedimento participante por parte dos membros do grupo, pode ser interessante uma compreensão grupal baseada apenas em observação e hipóteses sobre configurações sociométricas – encadeamentos, pares, isolamento, liderança etc. A compreensão é de que o procedimento sociométrico constitui-se num método observacional e operacional ao mesmo tempo. Dessa forma, o procedimento sociométrico diagnóstico, baseado em observações e/ou testes sociométricos isolados, poderá ter importante função na informação e como alavanca para a ação, mesmo sendo uma visão parcial da sociometria. Nas palavras do próprio Moreno (2008, p. 128):

> A transição de procedimentos diagnósticos para procedimentos sociométricos dinâmicos depende de como se cria motivação para uma participação mais adequada. Se o observador participante consegue tornar-se cada vez menos um observador e cada vez mais uma ajuda e um ajudante para cada indivíduo do grupo, no tocante a suas necessidades e interesses, o observador sofre uma transformação – deixa de ser observador para ser ego-auxiliar.

Ainda dentro da vertente diagnóstica, podem ser utilizados os critérios diagnósticos com relação a determinado grupo com objetivo investigativo. Por exemplo, para um grupo de trabalho, lança-se uma pergunta acerca da escolha de lazer ou viagem. A pergunta e o critério lançado poderão não se realizar imediatamente, pois o critério não faz parte do projeto central da existência daquele grupo, e o teste serve mais para informação do que para ação. Esse tipo de investigação nos auxilia na compreensão de configurações grupais relativas a critérios paralelos e não essenciais para a existência do grupo – os resultados podem trazer à tona hipóteses interessantes para entendimento e/ou ação futura.

No desenvolvimento de um mesmo processo sociométrico diagnóstico, dependendo das possibilidades encontradas, um procedimento sociométrico dinâmico pode ser desenvolvido – o que garante maiores condições de participação dos integrantes do grupo na identificação das configurações e no avanço nas condições de autopercepção e percepção do "grupo pelo grupo". Movimentos de clareamento de critério e projetos dramáticos já começam a ocorrer naturalmente nos grupos a partir de um reconhecimento sociométrico, bem como parte de um processo de reavaliação, fortalecimento e transformação grupal. O procedimento sociométrico dinâmico requer um critério de ação, e, nesse caso, a escolha apoia-se numa condição de grupo já constituída ou a ser construída, com base em critérios que serão necessariamente utilizados. Por exemplo, na organização ou reorganização de companheiros de dormitório de um alojamento de estudantes, na posição física de alunos em sala de aula, ou ainda na constituição de equipes para trabalho, estudo, em sistemas em funcionamento ou em lançamento, entre outros.

Nas possibilidades de escolhas inter-relacionais, a sociometria identifica as possibilidades de escolhas compatíveis, chamadas mutualidades, e as incompatíveis, ou incongruências. As mutualidades podem ser encontradas em sentido positivo, negativo ou neutro – isto é, situações em que pessoas *se escolhem em reciprocidade, igualmente não se escolhem*, ou ainda se *escolhem igualmente de modo neutro*, em relação ao mesmo critério sociométrico (circunstância ou atividade a ser desenvolvida em conjunto). As escolhas de reciprocidade positiva demonstram um interesse ou desejo comum entre as partes para o mesmo objetivo a ser realizado. Escolhas de reciprocidade negativa indicam um não interesse das partes, e as neutras apresentam igualmente posição não definida (por variados motivos) para tal escolha e objetivo.

As incongruências sempre caracterizam discrepância na natureza das escolhas de lado a lado – uma das partes, por exemplo, pode escolher positivamente, e a outra negativamente, uma escolha neutra pode ser retribuída com uma não escolha ou com uma escolha fortemente positiva para o mesmo critério, entre outras possibilidades. Incongruências não explicitadas entre os envolvidos costumam ser perniciosas às inter-relações. A simples possibilidade de entrar em contato com os motivos de incompatibilidade e explicitá-los já opera modificações nas relações. O conhecimento da incongruência ou incompatibilidade da escolha também traz informações importantes no sentido de mudança dessa escolha pelas partes envolvidas, ou revisão dos motivos, visando ao entendimento e à transformação relacional.

Tanto as mutualidades (escolhas congruentes ou recíprocas) quanto as incongruências (escolhas sem reciprocidade) estão sob o foco sociométrico. As mutualidades podem indicar campos estáveis e produtivos dentro do grupo, enquanto as incongruências, conhecidas e compreendidas entre as partes, podem trazer à tona áreas de conflito ou frustração que prejudicam o nível espontâneo e criativo grupal. A atuação sociométrica dinâmica tanto pode investigar mutualidades para confirmações e correções de projetos dramáticos quanto buscar conhecimento e/ou entendimento dos motivos das incongruências, agindo na confirmação perceptual do grupo e dos envolvidos.

O entendimento e o encaminhamento desses movimentos sociométricos podem constituir-se num campo de busca de uma configuração novamente estável e confortável para todos, dentro da ação sociopsicodramática. A visão dinâmica das escolhas dentro das relações e a possibilidade de atualizá-las fazem parte do campo de ação sociopsicodramático. Considerada peculiar às inter-relações humanas, é de esperar constantes movimentos de mudança e transição entre intensidades das escolhas, motivações e, até, natureza delas. A situação em que a escolha vem de ambos os lados é potencialmente mais produtiva e, em geral, mais confortável, podendo criar um ambiente mais saudável para ambos.

A localização sociométrica do indivíduo oferece elementos para autoconhecimento e transformação relacional. O que se visa com uma melhor identificação sociométrica é um estímulo à autopercepção e a um posicionamento mais atuante nas inter-relações. O que se busca como parâmetro de espontaneidade e saúde no âmbito inter-relacional é uma situação equilibrada em sua natureza (positiva/negativa ou neutra) e se possível na intensidade (ordem da escolha em relação às outras).

Knobel (1996) identifica três vertentes na direção de grupos, evidenciando que, na prática, são formas de direção que se mesclam constantemente. São destacadas as direções centradas na sociometria, no protagonista e na espontaneidade. A primeira, centrada na sociometria, busca o reconhecimento e a atuação sobre a estrutura sociométrica do grupo. A segunda, centrada no protagonismo, seguindo contribuição de Falivene Alves, busca pelo tema protagônico e seu representante legítimo no "resgate do drama grupal". E a terceira, centrada na espontaneidade, parte da promoção de estados espontâneos por meio de jogos dramáticos e técnicas específicas, que trazem metaforicamente a dinâmica grupal e o momento social.

A identificação estratégica desses caminhos na condução sociopsicodramática dos grupos traz uma orientação fundamental, tanto para diferentes momentos quanto para conduções adequadas aos contextos, às necessidades, aos contratos de atuação e à natureza, processual ou em ato. No decorrer de sua trajetória histórica, Moreno reúne experimentações, reflexões e proposições que vão construindo, num caminho nada linear, a ideologia e a proposta teórico/técnica da socionomia. Nas paragens dessa trajetória, na reunião do legado dessa busca como criador, títulos foram surgindo para identificar focos de ação e metodologia do socionomista, tais como sociômetra ou sociometrista, sociodramatista, psicodramatista – que de fato identificam ações específicas em situações ou fases da atividade socionômica.

Nos escritos morenianos, são encontrados rasgos de profundo detalhamento, especificações e nomenclaturas necessárias para o acompanhamento e resgate científico da criação. Mas o que aqui se coloca, a partir de práticas sociopsicodramáticas, é que não há como desenvolver a ação socionômica sem que os caminhos sociométricos, protagônicos e espontâneos se entrelacem, como se um fio estivesse a puxar o outro. O entrelaçamento contempla o tripé socionômico das teorias da espontaneidade-criatividade, sociometria e teoria de papéis por meio do protagonismo.

Sendo assim, reunir os geniais fragmentos morenianos contempla toda a figura numa visão geral ou panorâmica. A eleição do caminho, dos métodos e do foco de compreensão, consideradas as condições de contexto, de proposta e de momento grupal, está a cargo da direção. O fenômeno está sempre presente como um todo e a eleição do foco é parcial. Embora num rumo passível de ser o "reinventar da roda", o foco a ser contemplado na compreensão, na prática e, em especial, na formação do sociopsicodramatista é o sentido global dos fenômenos socionômicos grupais.

Um olhar para a prática

A fim de demonstrar a importância da abordagem sociométrica – intrinsecamente mesclada aos demais focos socionômicos, como já foi dito –, apresenta-se nesta seção um relato dessa prática.

Em um processo desenvolvido numa empresa familiar, com mais de meio século de existência, uma ação socionômica processual foi construída, com um grupo de gerentes, durante um trimestre. Havia uma suposição forte da própria direção solicitante de que estariam presentes "conteúdos não ditos" ou não identificados que prejudicavam o fluxo da transformação da empresa.

Inicialmente, procedimentos sociométricos dinâmicos ou sociodramáticos foram encaminhados para visualização conjunta e melhor identificação do momento da empresa. Com o objetivo de aquecer e preparar o grupo sociodramaticamente, foi solicitado que constituíssem agrupamentos por identificações visuais (como cor dos cabelos, da pele, uso ou não de óculos, faixa etária). Depois, foi pedido, a título de aquecimento específico, que voltassem a se aglutinar por outros critérios, tais como: tarefas afins ou consequentes, configurações de setores, natureza de responsabilidades etc. A seguir, foi solicitado aos subgrupos que fizessem desenhos e gráficos coloridos que representassem essas equipes de trabalho e, na sequência, que buscassem integrar os desenhos numa configuração única. Nessa etapa, a própria dificuldade surgida em unir e interligar os desenhos dos diferentes grupos, demonstrando seu fluxo, deu ao grupo a dimensão da complexidade funcional da fase atual da empresa. Concretizar de modo original e dinâmico as configurações formais já existentes trouxe ao grupo a oportunidade de ampliar sua percepção e, coletivamente, poder confirmar observações antes não tão claras ou não compartilhadas.

No exercício anterior, que chamamos de mapeamento sociométrico, após a identificação de equipes por setores de atividade, foi solicitado a cada grupo que criasse e assumisse um nome e uma "imagem fixa ou em movimento". Por meio das concentrações em equipes, foram apresentadas ao grupo maior as representações visuais e dramáticas. Surgiram, entre outras:

- Equipe "Pitstop" – Atuante na linha de frente da empresa com a clientela, precisa de rapidez e ação integrada, não dispondo muito tempo para refletir sobre sua atividade. A imagem trazida foi de uma "troca de pneus de fórmula um".
- Equipe "Amigos do rei" – Tem acesso a decisões da direção em primeira mão e às vezes é confundida com quem decide. Angustia-se quando, mesmo em discordância, precisa confirmar e representar decisões recebidas. A imagem trazida foi de uma "távola redonda", como na história dos Cavaleiros do Rei Artur.
- Equipe "Cem anos de solidão" – Composta por um único gerente e assessor, é a área que dá retaguarda a todas as ações e setores da empresa, embora atue isolada. Apresenta a sensação de "ficar à parte" dos demais no âmbito das ações, decisões e mesmo socialmente. A imagem trazida foi de uma "cela de isolamento de presídio".

Nessa segunda fase, mais centrada na espontaneidade, o caminho técnico foi conduzido partindo-se do reconhecimento das estruturas formais, e já conhecidas da empresa, para a expressão de sensações e sentimentos individuais e grupais desconhecidos ou nem sempre explicitados, decorrentes do cargo/função ou lugar organizacional ocupados.

Na sequência, surgiu no grupo espaço continente e propício às explicitações de mutualidades e incongruências entre os funcionários, o que trouxe à tona o caráter sociodramático dessa etapa de sociometria dinâmica. Desmitificações sobre posições funcionais de maior poder ou privilégio ou de maior ou menor importância dentro da empresa apareceram em confrontos individuais e entre equipes, bem como conhecimento de facetas novas de funcionários recém-chegados e até de antigos. Apareceram no grupo expressões de surpresa e desconhecimento em relação a sentimentos de colegas. Surgiu aí a oportunidade de correções de imagens e estereótipos, por meio da troca de impressões e percepções desenvolvidas ao longo da convivência entre funcionários e entre as equipes de trabalho.

Numa terceira etapa dessas atividades, e após período de compartilhamento e análise das configurações e movimentos surgidos dentro das equipes e na relação entre elas, foi proposto um tempo para conferir internamente o nível de satisfação e confiança na relação de cada funcionário com sua equipe e com a empresa de forma geral. Durante o desencadear dessa etapa, houve considerações grupais sobre o longo período de consultorias pelo qual a empresa estava passando para modificar seu perfil. As modificações estariam, ao mesmo tempo, numa direção muito desejada pela geração de funcionários com médio e pouco tempo de casa, enquanto se distanciavam do que vinha sendo construído e desenvolvido pelos mais antigos. Enquanto uma parte dos funcionários se entusiasmava e sentia-se motivada pelas mudanças profundas que renovariam a atuação da empresa, outros sentiam necessidade de reposicionamento quanto aos rumos ainda desconhecidos. Uma terceira posição de funcionários questionava se valeria a pena para sua carreira de tantos anos o envolvimento num novo começo, diferente da proposta e dos métodos já tão conhecidos.

Identificados os diferentes posicionamentos diante do momento e das transformações, a direção fez proposta de serem demonstradas com *flashes* ou cenas cotidianas rápidas as colocações surgidas, relacionadas ao "tempo de cada um" dentro da empresa. Num momento claramente protagônico, uma cena mobilizou todo o grupo: um avô tentando aproximar-se do neto jovem e dançar como ele numa festa de família, ao mesmo tempo que é censurado por seu filho, pai do jovem. A cena trouxe ao grupo identificações emocionadas com as personagens do avô, do pai e do neto, numa correspondência clara com as diferentes gerações e situações de cada um dentro da empresa. Tais correlações, ao serem compartilhadas, trouxeram ao grupo um clima de cumplicidade e a certeza de que estavam ali fazendo parte desse momento da empresa porque haviam oferecido muita dedicação e o melhor de si profissionalmente na história de construção dela, no presente ou até na intenção dos propósitos futuros.

A partir do compartilhamento, começaram a surgir reflexões em torno das motivações para estarem na empresa e reavaliações de projetos pessoais diante dos novos rumos escolhidos por ela. Alguns explicitavam a sensação de "terem dado sua vida pela empresa", um acreditava que com as inúmeras viagens de trabalho havia comprometido além do desejável sua vida familiar, mas, em resumo, demonstravam orgulho por terem "construído esta empresa participando ativamente de seu crescimento". Desencadearam-se declarações sobre decisões de aposentadoria de alguns funcionários antigos sob a justificativa de que "haviam cumprido sua missão junto à empresa", de que "estava na hora de poder ser avô", ou ainda de que não queriam recomeçar com a reestruturação, pois o que haviam construído já era satisfatório. Outros funcionários de médio tempo e alguns recém-chegados reafirmaram o desejo de sentir-se pertencentes a e atuantes sobre essa reformulação estrutural, já há muito necessária.

Questões relativas à dedicação, lealdade e gratidão permeavam vínculos entre funcionários mais antigos e direção. A socialização dessas preocupações, que aprisionavam funcionários e empresa, abriu a possibilidade de encaminhar finalizações de carreira e encerramentos. Para os dois lados, a confirmação de que o trabalho e o sucesso de todos conduziam a empresa ao fechamento de seu ciclo familiar de vida para alçá-la a outro – consequência de sua própria competência, crescimento e expansão.

A abordagem sociopsicodramática visava a uma solicitação inicial rumo a um trabalho de maior integração e confiabilidade interna da equipe de gerentes. Entretanto, a necessidade grupal trouxe, como acréscimo, a oportunidade de se checarem projetos pessoais e profissionais, confirmando-se ou não o desejo de pertinência ao grupo e à empresa dali para diante. A solicitação da direção da empresa, contratante do trabalho socionômico, ao identificar conteúdos "que não estavam sendo ditos", percebia a possível necessidade de algum tipo de adesão ou reconfirmação dos funcionários de ponta e necessariamente envolvidos na grande reestruturação funcional para a qual a empresa se conduzia. Pôde-se conferir também com a direção da empresa, embora esta tenha aceitado os princípios éticos da atividade, quanto estava preocupante a questão da continuidade na empresa daqueles que não estivessem afinados com as transformações previstas, já que um reposicionamento modificaria totalmente o perfil familiar que trouxe a empresa com sucesso até ali.

Dessa forma, um ângulo complementa o outro. Os projetos dramáticos podem acontecer a partir da reconfirmação da escolha, de lado a lado, entre funcionários e empresa, num exercício de atualização e libertação.

Embora a prática aqui trazida tenha se desenvolvido em contexto organizacional, é interessante comentar que o olhar sociométrico acrescenta também elementos significativos a trabalhos socionômicos realizados em todos os contextos. A sociometria, sempre presente nos papéis sociais e na busca constante do caminho espontâneo e criativo das relações, está em toda ação socionômica. Posicionamentos sociais mais bem clarificados em seus diferentes contextos, e na vida, ampliam o potencial espontâneo e criativo nos ambientes em que se inserem. Também atuam na superação de desencontros e equívocos, bem como no alcance de novas possibilidades de escolhas relacionais saudáveis dentro da história que temos o direito de escrever, dirigir e atuar: a nossa.

Referências bibliográficas

KNOBEL, A. M. "Estratégias de direção grupal." In: Revista Brasileira de Psicodrama. v. 4/fasc. 1, p. 49-62, 1996.

MORENO, J. L. *Quem sobreviverá? Fundamentos da sociometria, da psicoterapia de grupo e do psicodrama.* Goiânia: Dimensão. 1992.

________. ________. Edição do estudante. São Paulo: Daimon – Centro de Estudos do Relacionamento, 2008.

7 *ROLE-PLAYING* NO DESENVOLVIMENTO DO PAPEL DE ORIENTADOR SEXUAL PARA PROFESSORES

JAMIL AIDAR

> *A orientação sexual se propõe a fornecer informações sobre sexualidade e organizar um espaço de reflexões e questionamentos sobre postura, tabus, crenças e valores a respeito de relacionamentos e comportamentos sexuais. Enfoca as dimensões fisiológicas, sociológicas, psicológicas e espirituais da sexualidade através do desenvolvimento das áreas cognitiva, afetiva e comportamental, incluindo as habilidades para comunicação eficaz e a tomada responsável de decisões.* (Guia de orientação sexual: diretrizes e metodologia, tradução e adaptação GTPOS, Abia, Ecos, 1994)

A emergência da palavra "sexualidade" nos vocabulários ocorre por volta de 1838 (Mariguela, 2007). Entretanto, a necessidade de lidar com as manifestações da sexualidade humana no ambiente escolar é muito anterior.

A princípio, a estratégia para lidar com a sexualidade na escola encontrava-se ligada a um rígido sistema de regulamentação para vigilância e controle dos alunos – que na verdade não impedia, e muitas vezes até estimulava, os comportamentos ligados à sexualidade. Com o passar do tempo, surgiu a necessidade de orientar além de controlar e, sob tal ponto de vista, a escola se transformou em um dos mecanismos sociais responsáveis pela transmissão de alguns princípios e valores relacionados à sexualidade. Contudo, o teor das informações prestadas ao longo de muitos anos deveria atender às normas políticas e religiosas vigentes, e a orientação sexual oferecida tinha o objetivo de normatizar uma suposta sexualidade "normal", monogâmica e heterossexual, resultando na exclusão e patologização de todas as diferenças (Foucault, 1988).

É historicamente recente a necessidade de oferecer orientação sexual de caráter reflexivo, libertador, inclusivo que de fato auxilie os alunos na construção de uma sexualidade mais livre e responsável como parte integrante de sua cidadania. Tanto a escola quanto os professores estão participando da construção dessa forma contemporânea de lidar com a sexualidade, ainda entre inseguranças e titubeios.

As reflexões contidas neste texto são decorrentes de oito oficinas realizadas no interior do estado de São Paulo (Aidar, 2009). Cada oficina de quatro horas tinha o objetivo de capacitar professores do Ensino Fundamental da rede pública para o desenvolvimento do papel de "orientador sexual".

O referencial teórico e metodológico que estruturou as oficinas foi o psicodrama e, durante elas, este autor atuou como facilitador da oficina e diretor de psicodrama. Também atuou como pesquisador participante, uma vez que havia o objetivo de desenvolver uma pesquisa qualitativa, tentando responder às seguintes perguntas: "Como o professor pode exercer adequadamente a função de orientador sexual, atuando como intermediário entre aluno, escola e família?" e "Como o psicodrama pode contribuir para o desenvolvimento do papel de orientador sexual para esses professores?".

O autor possui notificação de autorização dos professores para a utilização do material resultante das oficinas na elaboração deste texto.

O enredo

A necessidade de preparar educadores para o papel de orientador sexual decorre do fato de o Ministério da Educação e do Desporto, por meio dos *Parâmetros curriculares nacionais* (Brasil, 1997), determinar que a "sexualidade" deve ser abordada durante todo o Ensino Fundamental como um tema transversal, ou seja, que percorre todo o trajeto do aluno na escola, não fazendo parte do conteúdo programático de uma disciplina específica – como ciências –, mas podendo e devendo ser abordado a qualquer momento, por qualquer educador, sempre que houver a oportunidade. Essa função de orientador sexual recai sobre o professor, que geralmente não se sente preparado para tal tarefa, surgindo daí a necessidade do desenvolvimento de competências.

O cenário

A rede pública de ensino está pobremente preparada para a orientação sexual do aluno: não há material didático específico[1], como jogos, livros ou filmes, na maioria das escolas, e não existe na grade horária tempo disponível – nem do professor nem do

---

1. Indico ao leitor o site www.gtpos.org.br, no qual pode ser encontrada uma grande variedade de material sobre orientação sexual que pode ser utilizado em sala de aula.

aluno – para o desenvolvimento de atividades voltadas para o tema. Por um lado, não há um projeto de orientação que possa oferecer de forma estruturada espaço para informação e principalmente reflexão, ficando a orientação sexual, de fato, reduzida minimamente às aulas de ciências sobre o aparelho reprodutor; por outro, não há preparo dos profissionais para a abordagem transversal e cotidiana do assunto.

Em paralelo, devemos contextualizar a escola na contemporaneidade: vivemos um período histórico em que há valorização da ecologia, das liberdades civis e democráticas, dos direitos das minorias, da inclusão social e repúdio à discriminação. Este período histórico – chamado por alguns autores de pós-modernidade ou hipermodernidade – ainda apresenta outras características bem marcantes: o materialismo; o hedonismo, que estimula a busca de sensações novas e excitantes; a permissividade e o relativismo, que predispõem à criação de éticas subjetivas e individuais; a descartabilidade, que movimenta um mercado de reciclagem e produção; e, finalmente, o consumismo, que associado ao materialismo e à descartabilidade determina uma necessidade compulsiva de consumir, que nos é imposta como uma nova forma de "liberdade" (Bauman, 1998). Além disso, vivenciamos um mundo globalizado de velocidade em constante aceleração, no qual as informações são veiculadas de forma cada vez mais rápida e difusa, por meios muito acessíveis, como a televisão e a internet, a uma grande parcela da população.

Para que essa "nova ordem" social se mantenha em vigor são necessárias algumas adequações sociais – que na esfera sexual podem ser observadas nas mudanças de hábitos de relacionamento resultantes de um período pós-liberação sexual, pós-feminismo, pós-pílula anticoncepcional, pós-aparecimento da Aids. Trata-se, portanto, de uma fase de reacomodação social. Podemos citar como exemplo sintético de tais mudanças o "ficar", modalidade relacional perfeitamente adequada aos princípios da contemporaneidade.

Consequentemente, os assuntos relacionados à sexualidade em seus mais variados aspectos – desde o biológico e o científico até o artístico e o pornográfico – estão mais disponíveis a um número maior de pessoas, sem que isso aumente necessariamente seu poder de reflexão ou sua capacidade de escolha.

São mudanças muito grandes e marcantes que ocorreram em pouco mais de 50 anos, e é possível supor que muitos dos professores tenham nascido antes ou durante esse processo de mudanças, e tiveram sua orientação sexual pautada em um paradigma diferente daqueles sob os quais seus alunos estão sendo educados.

Infelizmente, as estatísticas confirmam que os casos de Aids e de gestação entre adolescentes continuam aumentando. Esse dado pode ser um indicador de que as estratégias de orientação sexual não têm sido eficientes (OMS, 2010).

Os atores, as personagens e o protagonista

Participaram das oficinas 118 educadores do Ensino Fundamental que desejavam desenvolver o papel de orientador sexual.

Os outros componentes dessa trama, que não participaram das oficinas, são os alunos, inundados por possibilidades de informação, mas ainda imaturos, curiosos amadores e pouco críticos em relação à sexualidade; suas famílias, que muitas vezes se sentem sem condições de orientar e delegam aos professores a responsabilidade e a obrigação de promover a educação sexual dos filhos; e finalmente a escola, na qualidade de instituição normatizadora.

Durante algumas oficinas, para investigar o cumprimento do papel de orientador sexual em sua relação com os alunos, com as famílias e com a escola, o autor propôs uma atividade na qual os professores, divididos em quatro subgrupos, deveriam preparar um dos componentes do grupo para o desempenho de uma personagem: o orientador sexual.

Para essa preparação, deveriam anotar as expectativas, características ou talentos necessários àquela personagem em tiras de papel – que seriam coladas ao corpo do ator, compondo sua fantasia. Cada subgrupo buscaria as características de acordo com o ponto de vista de uma das seguintes personagens: o aluno, a família, a escola e o próprio professor.

Cada personagem participava de uma cena curta, improvisada, na qual se relacionava com a escola, com uma família, com um aluno ou com outro orientador. É interessante observar a produção grupal para a construção dessas personagens:

- **O que a família espera do orientador sexual:** envolver-se, saber tudo, responsabilizar-se pela educação sexual do filho, saber ouvir, estar preparado, proteger, esclarecer, respeitar, orientar, ter empatia, explicar, reprimir, prevenir, omitir.
- **O que o aluno espera do orientador sexual:** ajuda, ética, novidade, respostas, compromisso, mudança, confiança, atitude, esclarecimento, conhecimento, liberdade, diálogo, verdade, orientação, valores, sigilo, responsabilidade, troca.
- **O que a escola espera do orientador sexual:** conhecimento, comunicabilidade, dinamismo, naturalidade, objetividade, esclarecimento, orientação, sensibilidade, desembaraço.
- **O que o professor espera do orientador sexual:** criatividade, embasamento teórico, segurança, maturidade, sensibilidade, ser ouvinte, entusiasmo, acessibilidade, esclarecimento de dogmas, afetividade, flexibilidade, envolvimento, ética, naturalidade.

Esse exercício permitiu observar o alto nível de exigência que os próprios professores atribuíam ao papel de orientador sexual, e o alto nível de cobrança que estes percebiam vindo das famílias, da escola e dos alunos. A tensão que envolve a atuação do orientador, quando preso a essas exigências, impede ou dificulta a relação com o outro e limita o exercício espontâneo e criativo do papel.

Assim, chegamos ao protagonista[2] de nossa trama, que se reconfirmou em cada uma das oficinas: *o professor debatendo-se com a dificuldade de estabelecer adequadamente seu papel de orientador sexual.*

A efetividade da orientação sexual repousa na possibilidade de criação de um espaço relacional propício à troca. É admissível imaginar que na relação entre orientador e orientando exista a possibilidade da construção de um projeto dramático[3], movendo os dois polos da relação em uma direção única: supostamente existe alguém querendo ensinar determinada coisa a alguém que quer aprender essa mesma coisa. Entretanto, é necessário que a escola e o professor estejam de fato conectados à real demanda dos alunos, que pode ser diferente do projeto de orientação sexual que se pretende implantar.

É preciso questionar se na relação que se estabelece entre orientador e escola ou famílias existe a possibilidade de delineamento de um projeto comum. É possível observar em algumas escolas uma preocupação genuína com a orientação sexual prestada e uma valorização do profissional que a realiza. Em outras, entretanto, o tema é tratado como um "problema" que deve ser resolvido fora da escola, ou como simples cumprimento de determinação do Ministério da Educação. Sem o apoio da escola, o orientador sente-se sozinho.

Quanto às famílias, para algumas o orientador sexual se torna um aliado que facilitará o desenvolvimento do filho. Por outro lado, temos famílias que terceirizam a educação do filho ao professor ou, ainda, outras que consideram a orientação sexual perigosa, deturpadora, desencadeadora de interesses sexuais. Aqui não é possível o estabelecimento de um projeto comum.

---

2. Utilizo a definição de protagonista proposta por Falivene Alves (1999, p. 94): "O elemento do contexto dramático que surge através de uma personagem no desempenho de um papel, questionador de sua ação e sua emoção, e é representante emocional das relações estabelecidas entre os elementos de um grupo, ou entre diretor e cliente, que têm um projeto dramático comum".
3. "Quando as pessoas se encontram numa relação qualquer, há um objetivo comum entre elas ('para que estamos aqui juntos?'), sendo este objetivo o que vai nortear a participação de cada um, definindo, por consequência, os respectivos papéis. A esse conjunto de objetivos mais papéis se denomina projeto dramático." (Aguiar, 1998, p. 205)

O conflito em cena

Durante as oficinas, a modalidade de atuação psicodramática desenvolvida foi o *role-playing*[4]. Trata-se de uma técnica fundamental da sociodinâmica desenvolvida por Moreno (2006, p. 392), utilizada para desenvolver a aprendizagem de um papel profissional ou qualquer outro papel social que se queira otimizar. Cenas vividas ou imaginadas são representadas, utilizando-se personagens relacionadas a esses papéis e seus papéis complementares – como professor e aluno, por exemplo. Os objetivos são o treino e a reflexão sobre as dificuldades que supostamente serão encontradas, além da vivência antecipada das ansiedades e emoções relacionadas ao desempenho do papel em ambiente protegido e controlado.

Durante esse trabalho, utilizamos, para aquecimento, recursos como jogos e a confecção de cartazes. No caso destes, frases de estímulo e provocações eram distribuídas pelo diretor para que fossem discutidas em pequenos grupos e transformadas em cartazes, que eram apresentados ao grupo todo. Os temas propostos para as provocações referiam-se aos eixos temáticos sugeridos pelo *Guia de orientação sexual: diretrizes e metodologia* (GTPOS, 1994): corpo – matriz da sexualidade; relações de gênero; prevenção de doenças sexualmente transmissíveis/Aids e de gestação indesejada.

Cumprida essa etapa, iniciávamos o trabalho dramático, para o qual o diretor solicitava que os participantes se lembrassem de situações de sua prática profissional nas quais houve dificuldade de lidar com o tema da sexualidade. O grupo era novamente aquecido, com a finalidade de estimular alguns dos participantes a oferecer suas histórias e outros a participar como atores.

À medida que se sentiam aquecidos, os professores contavam suas histórias. Cada professor narrava seu caso; a seguir, sentava-se em frente ao palco, em uma cadeira ao lado do diretor, e assistia à apresentação de uma cena parecida, criada por dois ou três membros da plateia. Estes eram orientados pelo diretor a recriar livremente a cena previamente narrada, propondo desfechos alternativos. Essa estratégia tinha o objetivo de proteger o professor que oferecia sua história das críticas que poderia receber por sua atuação. Criando-se uma história inspirada na história real, era possível a todos discutir e criticar a atuação das personagens fictícias, sem que isso fosse direcionado diretamente ao professor.

Após a apresentação da cena, o diretor solicitava à plateia outras possibilidades de atuação, que eram também encenadas, com outros professores/atores desempenhando

---

4. Importante diferenciar do termo *role-playing* quando utilizado em sentido estrito, referindo-se a uma das etapas de estruturação dos papéis (entre *role-taking* e *role-creating*).

o papel de orientador sexual. Finalmente os participantes eram convidados a compartilhar seus sentimentos relacionados à reapresentação da cena e dos possíveis finais, e o diretor, se houvesse necessidade, concluía com uma colaboração teórica ou técnica.

Essa modalidade de intervenção dramática assemelha-se ao *playback theater*, idealizado e patenteado pelo casal norte-americano Jonathan Fox e Jo Salas[5], porém a especificidade dos objetivos de explorar e treinar um novo papel, fixando-se assim um tema predefinido, nos aproxima mais do *role-playing*.

Após a dramatização havia o compartilhamento, no qual sentimentos, dúvidas e inquietações eram divididos entre os participantes, enriquecendo a experiência vivida e ampliando as percepções e compreensões.

Em decorrência dessas dramatizações, vários tipos de dificuldades foram observados. Os mais frequentes estão listados abaixo:

- **Falta de informação:** Muitos professores relataram a dificuldade de obter e transmitir informações sobre sexualidade em seus vários aspectos. Sentiam-se inseguros, pois, para a maioria, a sexualidade estava de fato relacionada às disciplinas de ciências e biologia, área para a qual não se haviam preparado. Além disso, relataram pobreza de experiências e modelos, uma vez que a orientação sexual que receberam quando eram alunos foi muito diferente e pautada em outros princípios.
- **Alto nível de exigência – do próprio professor, mas também da família, do aluno e da escola:** Crença na necessidade de ser um profissional altamente especializado e competente, pronto a responder de forma adequada, assertiva, afetiva e moral a todo e qualquer comportamento ou questionamento sobre a sexualidade. É possível supor que esse alto nível de exigência dificulte o desempenho espontâneo e criativo do novo papel.
- **Dificuldade de determinar a extensão da informação a ser oferecida:** Temor de ir além da capacidade de compreensão do aluno, da sua maturidade, ou daquilo que seria supostamente adequado para ser "revelado" a uma criança ou jovem em

---

5. "[...] se propõe ao público que relate histórias para serem encenadas pelo elenco fixo, que integra a equipe técnica. Não existe, pois, em princípio, uma participação do narrador da história na dramatização, como acontece no teatro espontâneo matricial. [...] Por outro lado, o formato adotado pelo *playback theater* tem sido utilizado em situações em que não existe elenco profissional. Pessoas da plateia são convocadas a cada história, para representarem-na. Um dos pressupostos é de que ver sua história representada e reinventada no palco permite à pessoa ampliar seu sentido inicial – o que é em si terapêutico." (Aguiar, 1998, p. 47)

cada faixa etária diferente. Existia também o temor de oferecer informação sexual conflitante com as crenças e valores culturais ou religiosos das famílias dos alunos. Outros falaram das confusões que estabeleciam entre os papéis de professor e pai ou mãe, o que fazia que tentassem orientar os alunos da mesma forma que orientariam os próprios filhos. Ficava clara uma confusão entre a informação e o valor moral a ela associado.

- **Pobreza de recursos didáticos disponíveis:** Alguns professores se sentiam impotentes perante os inúmeros recursos tecnológicos conhecidos e utilizados pelos alunos, quando dispunham apenas de lousa e giz como instrumentos pedagógicos em sala de aula. Compararam essa dificuldade a lecionar geografia sem mapas ou geometria sem régua.
- **A sexualidade do professor:** Muitos relataram que se sentiam desconfortáveis em falar sobre sexualidade, sentiam vergonha ou não concordavam com algumas informações que deviam ser transmitidas aos alunos, pois estas entravam em choque com suas crenças religiosas ou familiares. Durante as oficinas, alguns temas geraram grande desconforto – como a masturbação feminina e a homossexualidade. Uma vez que não consideravam normais nem toleráveis essas manifestações sexuais, alguns professores só conseguiam oferecer orientação contaminada pelo próprio julgamento de "errado" ou "pecaminoso".
- **Desvalorização social do papel de professor:** Esta se manifestava em dois aspectos principais. Primeiro, a baixa remuneração, o pouco reconhecimento e a falta de estímulo geravam desaquecimento na busca por atualização e recursos didáticos; segundo, a mudança na relação de hierarquia e respeito entre professor/aluno e professor/família desfavorece o docente. Os professores relataram que os sentimentos mais frequentes relacionados a essas dificuldades eram medo, vergonha, raiva, irritação e frustração, que resultavam em impotência.

Resolução dramática: ciência e arte do psicodrama

O psicodrama mostrou-se um método eficiente de pesquisa qualitativa, possibilitando intervenção e reflexão propiciadas pelo desvelamento de conflitos relacionados ao exercício do novo papel.

Os temas trabalhados emergiam das necessidades dos próprios participantes, explicitadas por meio da dramatização. Esses temas puderam ser processados, transformando-se em interessantes pontos de discussão, trazendo particularidade e peculiaridade para cada um dos encontros e atendendo às necessidades específicas de cada grupo no "aqui e agora" da oficina.

Além disso, a organização dos dados coletados conduziu a uma visão mais ampliada do conjunto de oficinas e dos participantes, possibilitando algumas das conclusões aqui apresentadas[6].

A utilização do *role-playing* mostrou-se eficiente no desenvolvimento e treinamento do papel de orientador sexual. É importante salientar, entretanto, que um trabalho mais prolongado com os grupos de professores poderia resultar em maior desenvolvimento de competências.

Durante o *role-playing*, os professores puderam vivenciar de forma mais concreta suas dificuldades, pautadas em cenas reais de seu cotidiano. A técnica empregada possibilitou o aparecimento das dificuldades contextualizadas no ambiente escolar, respeitando-se as forças sociodinâmicas presentes nas relações aí envolvidas. Houve a possibilidade de acesso à diversidade tanto dos problemas quanto de atuações alternativas, que puderam ser discutidas e criticadas em ambiente protegido.

Além disso, os professores puderam constatar, por meio das dramatizações, que suas experiências pessoais e suas crenças a respeito da sexualidade não devem ser usadas como verdades absolutas nem descartadas, mas podem ser instrumentalizadas e aproveitadas na relação com o aluno.

Outro ganho proporcionado pelas oficinas foi a sensação de pertencimento gerada pela vivência de uma dificuldade comum. Existia no início de cada trabalho uma sensação de incapacidade ou inabilidade por parte dos professores, traduzida como uma dificuldade pessoal. Partindo do conceito de protagonismo, as oficinas ofereceram espaço para a percepção de que as dificuldades eram de todos os componentes do grupo e associadas ao desempenho do novo papel em construção, e não apenas limitações individuais.

As oficinas ofereceram, ainda, espaço para apreensão de um novo modelo de atuação em orientação sexual, vivenciado por meio da inter-relação que se estabeleceu entre os participantes do grupo e o diretor: a cocriação do saber. Trata-se de buscar uma mudança de paradigma pedagógico, no qual o orientador deixe de se colocar como o detentor dos poderes e saberes, passando a atuar como facilitador, provocador, questionador que de forma criativa e lúdica poderá guiar seus alunos em suas buscas. Ao longo dos oito meses em que as oficinas aconteceram, pude perceber que minha atuação também foi se modificando, aproximando-se cada vez mais desse modelo em que o saber torna-se uma criação coletiva.

O orientador também deverá estar atento aos aspectos individuais e coletivos implicados no conceito de valor moral que cerca a sexualidade humana. Deverá ainda

6. Para resultados do trabalho na íntegra, remeto o leitor a Aidar (2009).

pensar no aspecto dinâmico desses valores e refletir sobre os próprios valores. Só assim estará mais bem preparado para uma discussão aberta com seus alunos, que focalize a grande diversidade de valores morais, provenientes das mais diversas fontes.

Deixa de existir a necessidade – e a ansiedade dela decorrente – de conhecer e estar preparado para discutir qualquer tema, pois as construções serão sempre coletivas. O professor livra-se também dos possíveis conflitos gerados pela valoração moral que pode ser atribuída à sua opinião sobre algum tema. Dessa forma, o professor auxiliará os alunos na discussão ampla de valores, permitindo que cada um – considerando aquilo que foi aprendido em sua casa, na escola e em sua comunidade – forme sua própria opinião.

As oficinas proporcionaram ainda maior esclarecimento sobre as características, abrangências e limites do papel de orientador sexual. À medida que o papel de orientador sexual ficava mais claro, os professores tinham a oportunidade de exercitar (*role-playing*) o novo papel e, também, de eliminar fontes de tensão. Não será lícito esperar que possam transpor essa experiência para o contexto social (*role-taking*) e, conforme as situações que envolvam orientação sexual se apresentem, possam exercitar (*role-playing*) e até criar (*role-creating*)?

Isso possibilitará o desempenho mais espontâneo e criativo desse papel, resultando em um processo de orientação sexual mais proveitoso para professores, alunos, pais e comunidade.

Considerações finais

É preciso ter em mente que as oficinas representam um passo pequeno, porém importante, no desenvolvimento de um trabalho de orientação sexual em uma escola. Este deve ser um processo contínuo, conduzido por muitas mãos, pautado por um projeto que envolve recursos financeiros, tempo dos professores para se preparar, de preferência sob remuneração, pactuação de parcerias com as famílias, obtenção de material didático específico e garantia de espaço na grade curricular para atividades voltadas ao programa de orientação sexual. Além disso, os professores envolvidos – de preferência aqueles educadores que efetivamente desejem participar, que se sintam motivados e acessíveis aos alunos – necessitarão de supervisão periódica qualificada, com o objetivo de coletivamente construir o programa de orientação sexual específico àquela escola.

Devemos confrontar os custos decorrentes da instalação de efetivos programas de orientação sexual nas escolas com os gastos em saúde com DST/Aids na população adolescente e de gestação precoce. Com orientação, possivelmente teríamos gastos menores e adolescentes responsáveis por seus atos, vivenciando uma sexualidade mais feliz e contribuindo para a construção de adultos mais saudáveis.

O psicodrama pode ser um recurso socioeducativo importante na ampliação desse processo, seja pela preparação e empoderamento dos professores, seja por ações grupais periódicas, gratuitas, voltadas a populações variadas, que possam discutir temas relacionados à sexualidade, utilizando o espaço das escolas para sociodramas públicos. Abrindo-se as portas da instituição para a participação de alunos, professores, familiares e comunidade, multiplicam-se a efetividade e a abrangência do processo socioeducativo.

Esse poderia ser o início de um trabalho muito proveitoso, com grande alcance dentro de uma comunidade, que, ao unir ciência e arte, daria continuidade à revolução criadora proposta por Moreno (1975, p. 94), ampliando olhares, discutindo valores, modificando relações e resgatando a espontaneidade. Participando, enfim, da construção de uma sexualidade mais livre e responsável, fonte de satisfação e prazer.

Referências bibliográficas

AGUIAR, M. *Teatro espontâneo e psicodrama*. São Paulo: Ágora, 1998.

AIDAR, J. *O psicodrama e a formação do papel de orientador sexual para professores de escolas públicas*. 2009. Monografia (Titulação para Curso de Especialização em Supervisão e Didática Psicodramática) – Universidade Católica de Goiás e Instituto de Psicodrama e Psicoterapia de Grupo de Campinas, São Paulo.

BAUMAN, Z. *O mal-estar da pós-modernidade*. Rio de Janeiro: Jorge Zahar, 1998.

BRASIL. SECRETARIA DE EDUCAÇÃO FUNDAMENTAL. *Parâmetros curriculares nacionais: pluralidade cultural, orientação sexual*. Brasília: MEC, v. 10, 1997.

FALIVENE ALVES, L. "O protagonista e o tema protagônico". In: ALMEIDA, W. C. (org.). *Grupos: a proposta do psicodrama*. São Paulo: Ágora, 1999.

FOUCAULT, Michel. *História da sexualidade I: a vontade de saber*. Rio de Janeiro: Graal, 1988.

GTPOS, ABIA, ECOS. *Guia de orientação sexual: diretrizes e metodologia (da pré-escola ao 2º grau)*. 10. ed. São Paulo: Casa do Psicólogo, 1994.

MARIGUELA, M.; SOUZA, R. M. "Sexualidade e diferenças no cotidiano escolar: por uma filosofia curiosa em si". *In*: CAMARGO, A. M. F.; MARIGUELA, M. (orgs.). *Cotidiano escolar: emergência e invenção*. São Paulo: Jacintha, 2007.

MORENO, J. L. *Psicodrama*. 1. ed. São Paulo: Cultrix, 1975.

______. *Psicodrama: terapia de ação e princípios da prática*. São Paulo: Daimon, 2006.

ORGANIZAÇÃO MUNDIAL DE SAÚDE (OMS). Disponível em: <http://www.who.int/child-adolescent-health/OVERVIEW/AHD/adh_sheer.htm>. Acesso em: 2 abr. 2010.

OS AUTORES

Agenor Vieira de Moraes Neto
Psicólogo; professor-supervisor pela Federação Brasileira de Psicodrama (Febrap); especialista em supervisão e didática psicodramática pela Pontifícia Universidade Católica de Goiás-Instituto de Psicodrama e Psicoterapia de Grupo de Campinas (PUCG-IPPGC).
E-mail: ria@uol.com.br

Bernadete Castro
Psicóloga; professora-supervisora pela Federação Brasileira de Psicodrama (Febrap); especialista em supervisão e didática psicodramática pela Pontifícia Universidade Católica de Goiás-Instituto de Psicodrama e Psicoterapia de Grupo de Campinas (PUCG-IPPGC).
E-mail: castrobernadete@hotmail.com

Devanir Merengué
Psicólogo; professor-supervisor pela Federação Brasileira de Psicodrama (Febrap); especialista em supervisão e didática pela Pontifícia Universidade Católica de Goiás-Instituto de Psicodrama e Psicoterapia de Grupo de Campinas (PUCG-IPPGC).
E-mail: dmerengue@uol.com.br

Fernando Cordovio
Psicólogo; professor-supervisor pela Federação Brasileira de Psicodrama (Febrap); especialista em supervisão e didática pela Pontifícia Universidade Católica de Goiás-Instituto de Psicodrama e Psicoterapia de Grupo de Campinas (PUCG-IPPGC).
E-mail: fernando.cordovio@yahoo.com.br

Jamil Aidar
Médico; professor-supervisor pela Federação Brasileira de Psicodrama (Febrap); especialista em supervisão e didática pela Pontifícia Universidade Católica de Goiás-Instituto de Psicodrama e Psicoterapia de Grupo de Campinas (PUCG-IPPGC).
E-mail: jamil.aidar@terra.com.br

Júlia Maria Casulari Motta
Psicóloga; professora-supervisora pela Federação Brasileira de Psicodrama (Febrap); doutora em saúde coletiva pela Universidade Estadual de Campinas (Unicamp).
E-mail: juliacmotta@gmail.com

Liliana Lima
Psicóloga; professora-supervisora pela Federação Brasileira de Psicodrama (Febrap); mestre em educação pela Universidade Estadual de Campinas (Unicamp).
E-mail: liliana@mpc.com.br

Luís Falivene Alves
Médico psiquiatra; professor-supervisor pela Federação Brasileira de Psicodrama (Febrap); especialista em supervisão e didática psicodramática pela Pontifícia Universidade Católica de Goiás-Instituto de Psicodrama e Psicoterapia de Grupo de Campinas (PUCG-IPPGC).
E-mail: falivenealves@uol.com.br

Luiz Contro
Psicólogo; professor-supervisor pela Federação Brasileira de Psicodrama (Febrap); doutor em saúde coletiva pela Universidade Estadual de Campinas (Unicamp).
E-mail: contato@luizcontro.com.br

Maria do Carmo E. Mazzotta
Psicóloga; professora-supervisora pela Federação Brasileira de Psicodrama (Febrap); especialista em supervisão e didática psicodramática pela Pontifícia Universidade Católica de Goiás-Instituto de Psicodrama e Psicoterapia de Grupo de Campinas (PUCG-IPPGC).
E-mail: kakamazota@terra.com.br

Maria Ester Rodrigues Esteves
Psicóloga; professora-supervisora pela Federação Brasileira de Psicodrama (Febrap); especialista em psicologia da educação pela Pontifícia Universidade Católica de Campinas (PUC-Campinas).
E-mail: ester.esteves@ibest.com.br

Miriam Tassinari
Psicóloga; professora-supervisora pela Federação Brasileira de Psicodrama (Febrap); especialista em supervisão e didática psicodramática pela Pontifícia Universidade Católica de Goiás-Instituto de Psicodrama e Psicoterapia de Grupo de Campinas (PUCG-IPPGC).
E-mail: miritassi@terra.com.br

Moysés Aguiar
Psicólogo; professor-supervisor pela Federação Brasileira de Psicodrama (Febrap); especialista em psicologia pela Universidade Estadual Paulista (Unesp).
E-mail: moysesaguiar@terra.com.br

Norma Sílvia T. Lima
Psicóloga; professora-supervisora pela Federação Brasileira de Psicodrama (Febrap); doutora em educação pela Universidade Estadual de Campinas (Unicamp).
E-mail: normastl@ig.com.br

leia também

SOCIODRAMA

UM MÉTODO, DIFERENTES PROCEDIMENTOS

Marlene Magnabosco Marra e Heloisa Junqueira Fleury

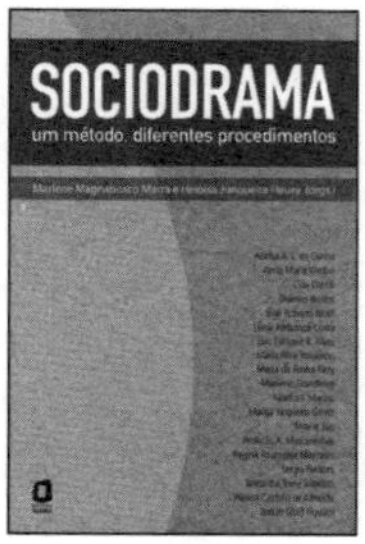

O sociodrama é um método criado por J. L. Moreno que permite a validação e a resolução de conflitos entre membros de um grupo. Partindo de sua experiência clínica, os autores deste livro mostram que existe uma maneira "brasileira" de colocar o sociodrama em prática, transformando-o em um dos instrumentos científicos de ação social.

REF. 20074 ISBN 978-85-7183-074-5

PSICODRAMA BRASILEIRO

HISTÓRIAS E MEMÓRIAS

Júlia Maria Casulari Motta (org.)

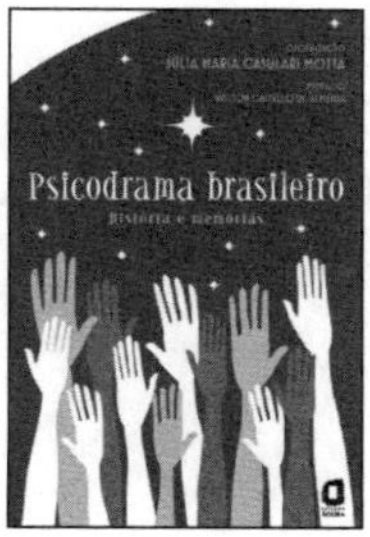

Obra que reúne a mais ampla pesquisa já feita sobre o desenvolvimento do psicodrama e dos psicodramatistas no Brasil, este livro é fruto do esforço de diversos profissionais – entre eles Wilson Castello de Almeida e Devanir Merengué – que pesquisam ou compartilham suas memórias. A ideia não é ser um livro hegemônico, e sim mobilizador de novas experiências.

REF. 20040 ISBN 978-85-7183-040-0

MASP 1970

O PSICODRAMA

Norival Albergaria Cepeda e Maria Aparecida Fernandes Martin

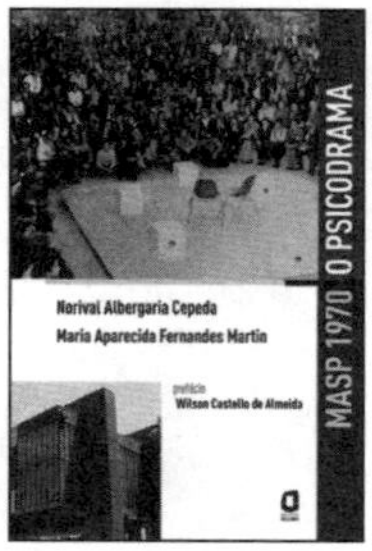

Em 1970, auge da ditadura militar, cerca de 3 mil pessoas se reuniram no Museu de Arte Moderna de São Paulo (Masp) para particiapar do V Congresso Internacional de Psicodrama, o primeiro do gênero no país. Recheado de depoimentos, o livro constitui um emocionante documento com informações, reflexões e emoções experimentadas pelos pioneiros dessa abordagem no Brasil. Prefácio de Wilson Castello de Almeida.

REF. 20072 ISBN 978-85-7183-072-1

INTERVENÇÕES GRUPAIS NA SAÚDE

Heloisa Junqueira Fleury e Marlene Magnabosco Marra (orgs.)

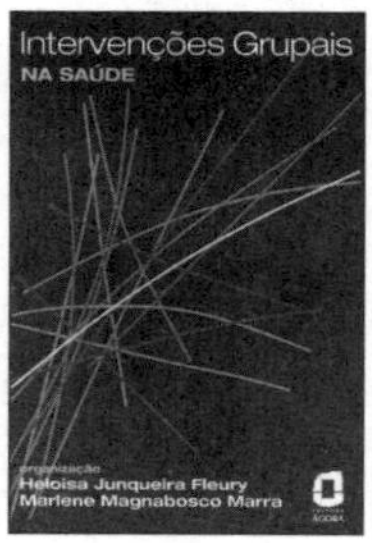

Este livro apresenta uma amostra do enorme potencial do psicodrama para atender os novos paradigmas da saúde: melhores condições de vida como um todo, promovendo a saúde individual e da rede social. Por suas características de modalidade participativa, facilita a reorganização da vida no grupo e fora dele, revendo costumes, valores, mitos e crenças. Como em todos os volumes desta série, há exemplos de trabalhos de várias partes do Brasil.

REF. 20006 ISBN 85-7183-006-1

dobre aqui

Carta-resposta
9912200760/DR/SPM
Summus Editorial Ltda.
CORREIOS

CARTA-RESPOSTA
NÃO É NECESSÁRIO SELAR

O SELO SERÁ PAGO POR

grupo editorial summus

AC AVENIDA DUQUE DE CAXIAS
01214-999 São Paulo/SP

dobre aqui

recorte aqui

PSICODRAMA – CIÊNCIA E ARTE

EDITORA ÁGORA

CADASTRO PARA MALA-DIRETA

Recorte ou reproduza esta ficha de cadastro, envie completamente preenchida por correio ou fax, e receba informações atualizadas sobre nossos livros.

Nome:______________________ Empresa:______________________
Endereço: ☐ Res. ☐ Coml. ______________________ Bairro:______________
CEP: ________-______ Cidade: ______________ Estado: ______ Tel.: (   ) ____________
Fax: (   ) ____________ E-mail: ______________ Data de nascimento: ____________
Profissão:______________ Professor? ☐ Sim ☐ Não Disciplina: ______________

1. Você compra livros por meio de:

☐ Livrarias ☐ Feiras
☐ Telefone ☐ Correios
☐ Internet ☐ Outros. Especificar:______________

2. Onde você comprou este livro?

____

3. Você busca informações para adquirir livros:

☐ Jornais ☐ Amigos
☐ Revistas ☐ Internet
☐ Professores ☐ Outros. Especificar:______________

4. Áreas de interesse:

☐ Educação ☐ Administração, RH
☐ Psicologia ☐ Comunicação
☐ Corpo, Movimento, Saúde ☐ Literatura, Poesia, Ensaios
☐ Comportamento ☐ Viagens, *Hobby*, Lazer
☐ PNL ☐ Cinema

5. Nestas áreas, alguma sugestão para novos títulos?

____

6. Gostaria de receber o catálogo da editora? ☐ Sim ☐ Não

cole aqui

Indique um amigo que gostaria de receber a nossa mala-direta

Nome:______________________ Empresa:______________________
Endereço: ☐ Res. ☐ Coml. ______________________ Bairro:______________
CEP: ________-______ Cidade: ______________ Estado: ______ Tel.: (   ) ____________
Fax: (   ) ____________ E-mail: ______________ Data de nascimento: ____________
Profissão:______________ Professor? ☐ Sim ☐ Não Disciplina: ______________

Summus Editorial
Rua Itapicuru, 613 7º andar 05006-000 São Paulo - SP Brasil Tel. (11) 3872-3322 Fax (11) 3872-7476
Internet: http://www.summus.com.br e-mail: summus@summus.com.br